The Body Shop

Wellness-Massage

für Körper und Geist

Monica Roseberry

Fotografien von Sheri Giblin

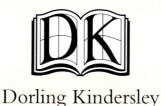

Dorling Kindersley

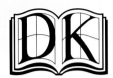

Dorling Kindersley
London, New York, Melbourne, München und Delhi

Für die deutsche Ausgabe:
Programmleitung Monika Schlitzer
Projektbetreuung Kerstin Uhl
Herstellungsleitung Dorothee Whittaker

Bibliografische Information Der Deutschen Bibliothek
Die Deutsche Bibliothek verzeichnet diese Publikation in der Deutschen Nationalbibliografie;
detaillierte bibliografische Daten sind im Internet über http://dnb.ddb.de abrufbar.

Titel der englischen Originalausgabe:
The Body Shop Massage

© Weldon Owen Inc., 2005

© der deutschsprachigen Ausgabe by Dorling Kindersley Verlag GmbH, München, 2007
Alle deutschsprachigen Rechte vorbehalten

Produktion Print Company Verlagsges.m.b.H., Wien
Übersetzung Manfred Wolf

ISBN: 978-3-8310-1122-3

Printed and bound in China by Midas Printing Limited

Besuchen Sie uns im Internet
www.dk.com

Hinweis
Die Informationen und Ratschläge in diesem Buch sind von den Autoren und vom Verlag
sorgfältig erwogen und geprüft, dennoch kann eine Garantie nicht übernommen werden.
Eine Haftung der Autoren bzw. des Verlags und seiner Beauftragten für Personen-, Sach- und
Vermögensschäden ist ausgeschlossen.

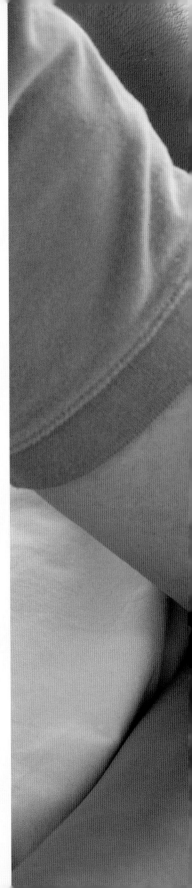

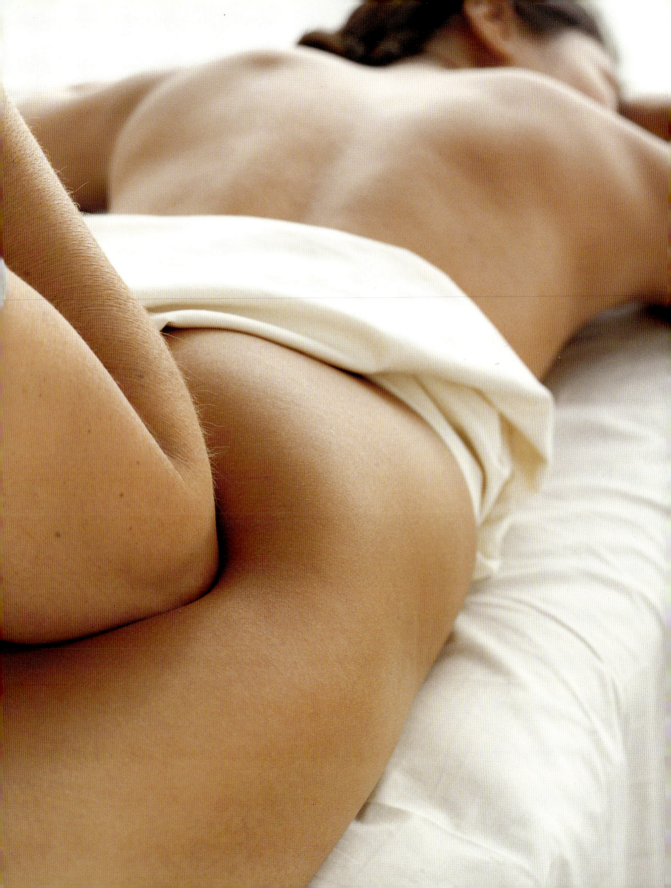

Inhalt

8 Die Macht der Berührung • 18 Aufwachen

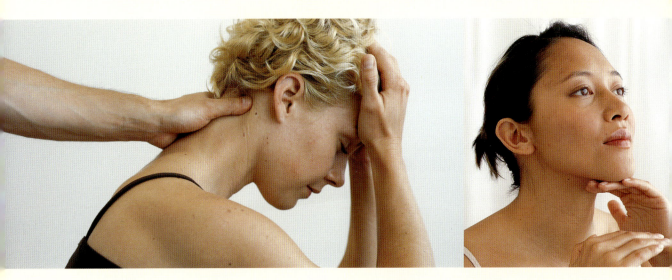

44 Atmen • 48 Ausruhen • 52 Lockern • 56 Beruhigen

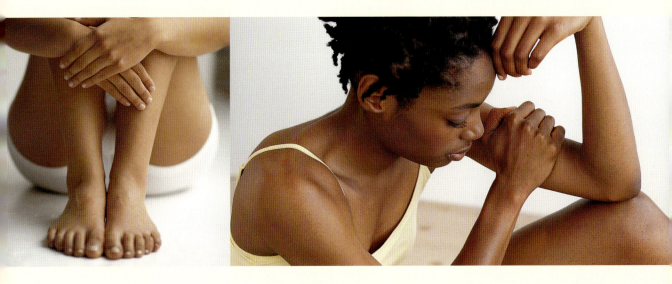

80 Entfliehen • 86 Alles geben • 92 Lindern • 96 Abschalten

22 Strahlen • 26 Abschalten • 32 Lösen • 38 Entspannen

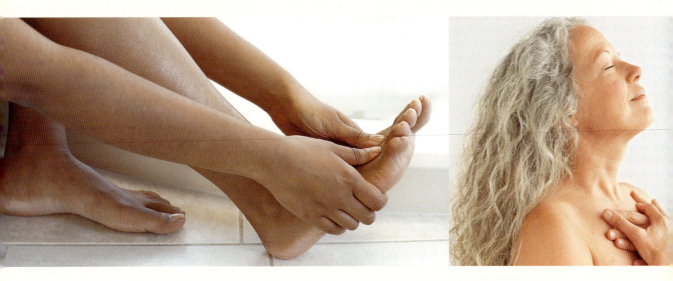

60 Verbinden • 66 Beleben • 70 Aufmuntern • 74 Erholen

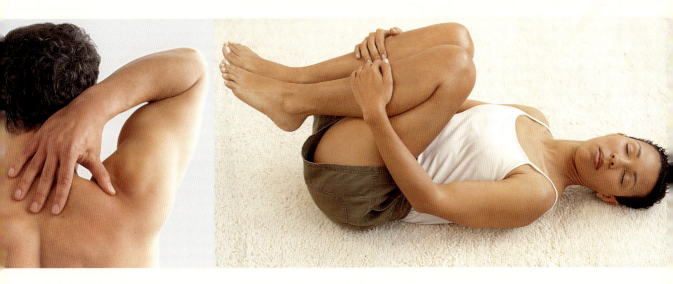

100 Träumen • 106 Verführen • 112 Register

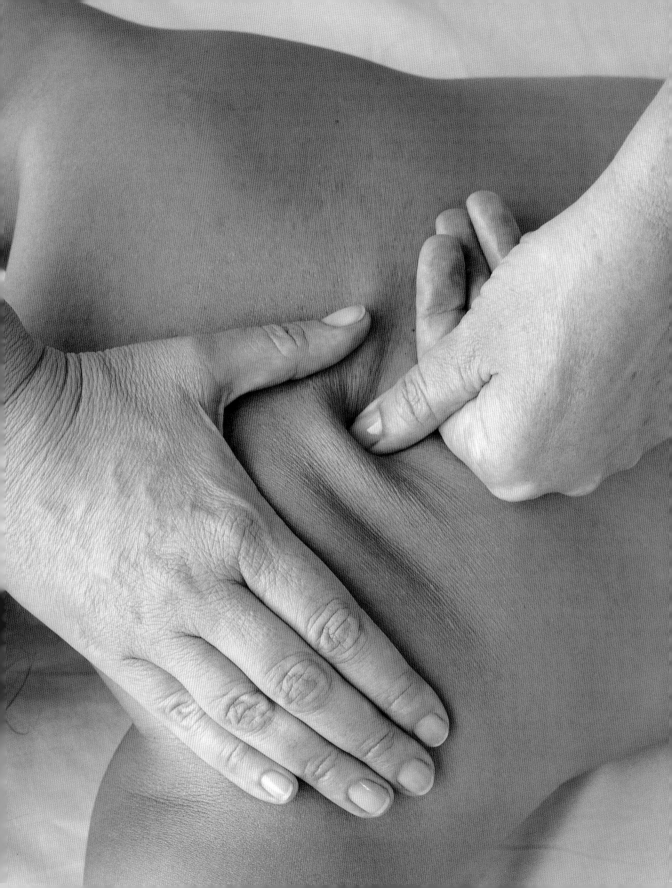

Die Macht der Berührung

In den meisten Kulturen wird die Massage seit Jahrtausenden praktiziert, und das aus einem ganz einfachen Grund: In der Berührung liegt enormes Heilpotenzial. Der Stress und die Belastungen unseres heutigen Lebensstils stellen höhere Anforderungen an unseren Körper, unsere Beziehungen und unsere Lebensfreude als jemals zuvor. Liebevolle Berührungen sind deshalb eine absolute Notwendigkeit, ob es sich nun um eine Massage oder ganz einfach nur um eine zärtliche Geste handelt.

Verschiedene Studien zeigen, dass sich Gesundheit und Wohlbefinden durch Berührungen messbar verbessern. Untersuchungen des an der Universität von Miami ansässigen »Touch Research Institute« weisen darauf hin, dass sich Berührungen günstig auf die Gewichtszunahme von Frühgeborenen auswirken, Stresshormone abbauen, depressive Symptome bekämpfen, Schmerzen lindern und das Immunsystem stärken. Massagen können auch Angst reduzieren, den Atem und den Herzschlag verlangsamen, den Blutdruck senken, die Produktion von Endorphinen anregen und die Wachsamkeit erhöhen.

Auf der ganzen Welt werden verschiedene Formen der heilsamen Berührung praktiziert, von den gleitenden Bewegungen der schwedischen Massage bis zu den alten fernöstlichen Traditionen wie Akupressur und Reflexzonenmassage. All diese Methoden beruhen auf Berührung – mit der Absicht, Schmerzen zu lindern, Wohlgefühl zu bereiten oder Liebe auszudrücken.

Grundlegende Kenntnisse

Sie müssen kein ausgebildeter Masseur sein, um massieren zu können, denn schon durch ganz einfache Berührungstechniken können Sie Ihren Freunden und sich selbst helfen. Dieses Buch bietet eine Auswahl der besten Massagetechniken der Welt und zeigt anhand illustrierter Anleitungen, wie Sie die Massage zu Hause oder am Arbeitsplatz in Ihren Tagesablauf einbeziehen können, sowohl alleine als auch mit einem Partner.

Massage ist in vielerlei Hinsicht wie Musik: Sobald Sie die Grundtöne, die Massagegriffe, kennen, können Sie ein Lied für jede Stimmungslage komponieren, von einfachen Schlafliedern bis hin zu eindrucksvollen Symphonien. Sie können mit wenigen Grundgriffen Schmerzen lindern, Leidenschaft entfachen oder aber einen anderen Menschen in den Schlaf streicheln (siehe S. 14–17). Außerdem können Sie beinahe überall massieren – auf Sofas, Stühlen, Fußböden, unter der Dusche und sogar im Flugzeug.

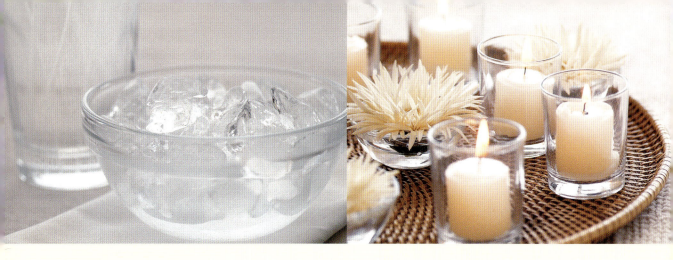

Die richtige Umgebung

Bei vielen Behandlungen brauchen Sie zu Beginn nichts weiter als liebevolle Hände, während in anderen Fällen Kissen, Decken, Handtücher, Massageöle oder Lotionen äußerst hilfreich sind, um eine optimale Wirkung zu erzielen. Das Massageerlebnis kann durch Aromatherapie ergänzt werden, wobei ätherische Öle verwendet werden, die die Stimmung heben und der Gesundheit förderlich sind. Lavendelöl wirkt beispielsweise beruhigend, Rosmarin hingegen anregend (ätherische Öle sollten meist nicht direkt auf den Körper aufgetragen werden, siehe S. 13). Einfache Massagen können beinahe überall ausgeführt werden, aber eine ruhige, angenehme Umgebung kann die Wirkung verstärken. Kerzenlicht, Duftöle und sanfte Musik können eine Zufluchtstätte schaffen, weit ab von den Sorgen und dem Stress der Außenwelt.

Einige wichtige Hinweise

Denken Sie immer daran: Das Ziel einer Massage ist es, dass sich beide wohlfühlen, sowohl die Person, welche die Massage gibt, als auch diejenige, welche sie empfängt. Sie sollten Ihren Körper beim Massieren entspannt halten und nur so starken Druck ausüben, wie es für Ihren Partner angenehm ist. Wenden Sie die Massagegriffe nie direkt auf der Wirbelsäule oder Krampfadern, offenen Wunden, schmerzenden Stellen, Hautausschlägen, Infektionen oder Prellungen an. Massieren Sie nicht den Bauch einer Schwangeren und nehmen Sie keine tiefen Massagen an den Händen oder Füßen vor. Achten Sie auf die richtige Körperhaltung: Halten Sie Ihren Rücken gerade und den Kopf hoch und benutzen Sie auch die Beinmuskulatur, um Ihren Griffen Kraft zu verleihen. Nachdem Sie massiert worden sind, sollten Sie viel Wasser trinken, um die freigewordenen Giftstoffe wegzuspülen. Bei chronischen Schmerzen sollten Sie jedoch einen Spezialisten aufsuchen.

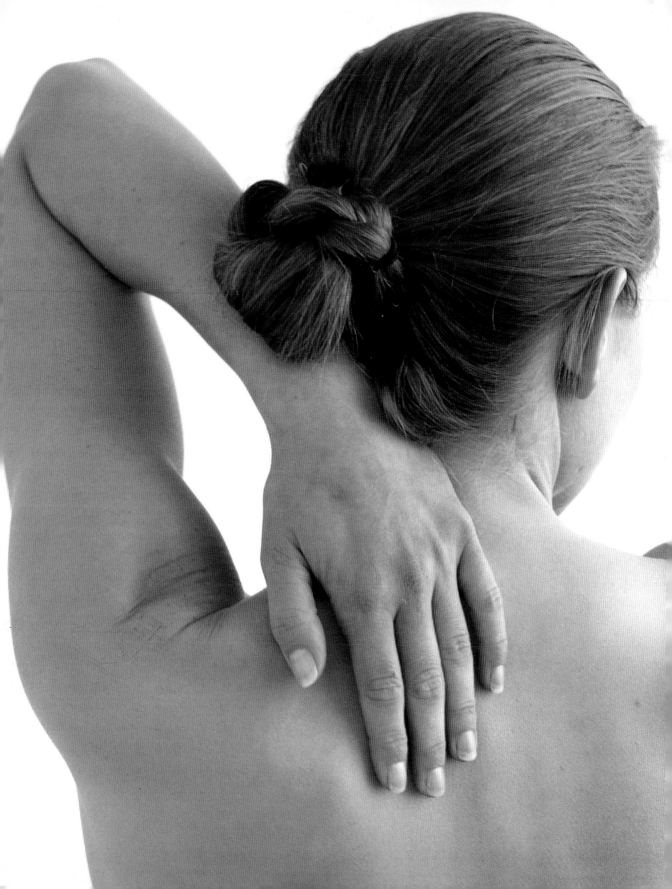

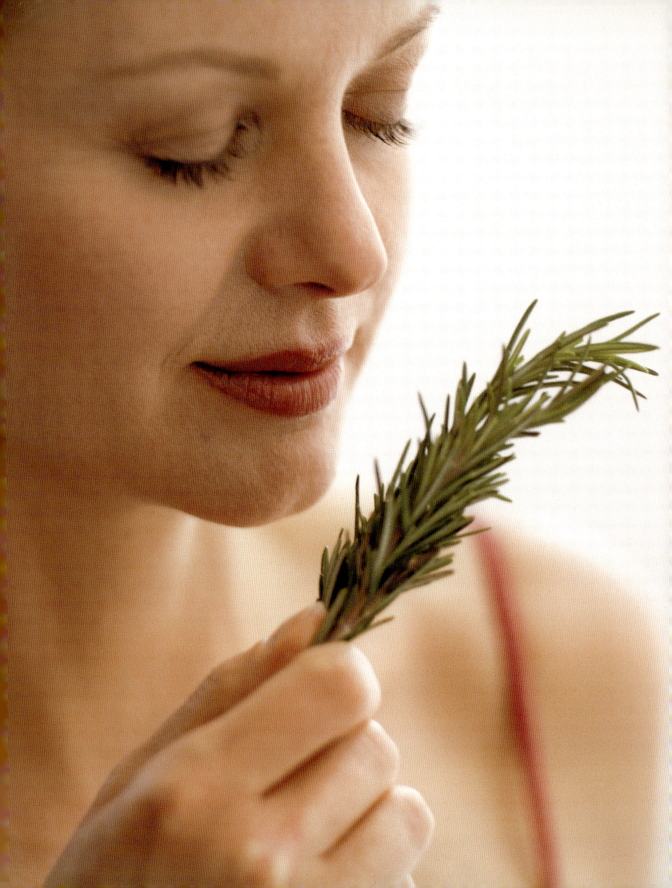

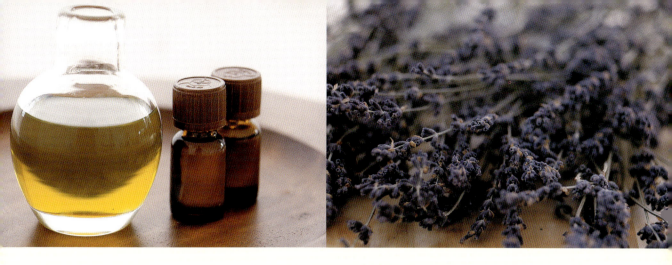

Aromatherapie und Massageöle

Sie können die Wirkung einer Massage mit ätherischen Ölen verstärken. Der starke Duft und die chemischen Eigenschaften ätherischer Öle wie zum Beispiel Muskatellersalbei, Lavendel, Rosmarin oder Sandelholz wurden schon seit Jahrhunderten verwendet, um die Muskeln zu entspannen und die Stimmung zu verbessern. Diese Öle sind äußerst intensiv und sollten nie direkt auf die Haut aufgetragen, sondern zuerst mit einem neutralisierendem Öl vermischt werden. Achten Sie stets darauf, nur die angegebene Menge des jeweiligen Öls zu verwenden. Bei Schwangeren oder Personen mit ernsthaften Krankheiten oder Allergien sollten Sie vor der Anwendung ätherischer Öle einen ausgebildeten Aromatherapeuten zu Rate ziehen.

Sie können Ihr eigenes Massageöl kreieren, indem Sie ätherische Öle mit einer Trägersubstanz wie Mandel-, Sesam- oder Jojobaöl vermischen. Hier sind einige Kombinationen zum Ausprobieren aufgelistet:

Entspannendes Massageöl

50 ml Trägeröl
12 Tropfen ätherisches Lavendelöl
8 Tropfen ätherisches Muskatellersalbeiöl
5 Tropfen ätherisches Ylang-Ylang-Öl

Energetisierendes Massageöl

50 ml Trägeröl
16 Tropfen ätherisches Geranienöl
7 Tropfen ätherisches Rosmarinöl
2 Tropfen ätherisches Pfefferminzöl

Entgiftendes Massageöl

50 ml Trägeröl
8 Tropfen ätherisches Zypressenöl
8 Tropfen ätherisches Wacholderöl
5 Tropfen ätherisches Lavendelöl
4 Tropfen ätherisches Orangenöl

Sinnliches Massageöl

50 ml Trägeröl
10 Tropfen ätherisches Patchouli-, Sandelholz-, Rosen- oder Ylang-Ylang-Öl

Grifftechniken
Variieren Sie die Länge, die Geschwindigkeit und den

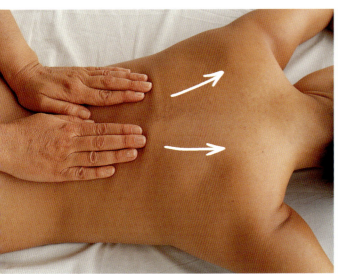 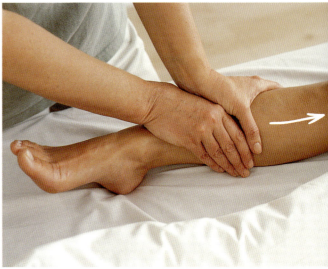

Streichen

Diese Technik wirkt wunderbar entspannend und ist vielseitig anwendbar. Wärmen Sie ein wenig Massageöl zwischen Ihren Händen und verteilen Sie es mit fächerförmigen Streichbewegungen, wobei die Hände sanft über die Haut gleiten. Auf großen Körperstellen wie dem Rücken sollten Sie die Hände den Konturen anpassen und in langgestreckten Bewegungen mit allmählich zunehmendem Druck über die gesamte Partie streichen lassen. Auf kleineren Stellen wie den Armen sollten Sie die jeweilige Gliedmaße so weit wie möglich umfassen und die Streichbewegung mit dem Gewebe zwischen Daumen und Zeigefinger ausführen.

Leichtes Streichen

Für eine gleichmäßige, fließende Massage sollten Sie bei jeder Körperpartie mit leichten Streichbewegungen beginnen, den Druck allmählich erhöhen und am Schluss wieder zu sanftem Streichen übergehen, wobei Sie so sanft über die Haut gleiten, als würden Sie einer Sandburg den letzten Schliff geben. Leichtes Streichen kann sehr beruhigend sein, während mittlerer Druck Muskelverspannungen löst und Sie dabei spüren können, wo die Verspannung sitzt. An dieser Stelle können Sie dann wieder mit etwas kräftigeren Streichbewegungen massieren.

Druck von schnellen, sanften bis hin zu langsamen, kräftigen Streichbewegungen.

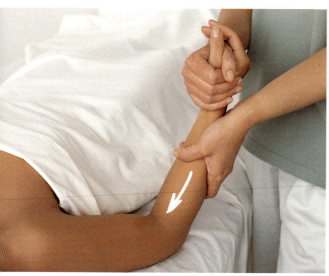 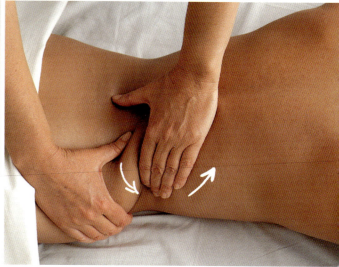

Tiefes Streichen

Körperliche Betätigung, Stress und schlechte Ernährung führen dazu, dass sich zwischen den Muskelfasern chemische Ablagerungen bilden, die Schmerzen verursachen können. Werden diese aus dem Körper herausgespült, so erhält man gesündere Muskeln, die schneller und besser reagieren und nicht so rasch ermatten.

Tiefe, gleitende Bewegungen stimulieren die Körperflüssigkeiten, die dabei helfen, diese Ablagerungen zu lösen und auszuscheiden. Tiefes Streichen regt den Kreislauf an, wodurch das Blut leichter zum Herzen und in die Lungen strömen kann, um mit Sauerstoff angereichert wieder durch den Körper geschickt zu werden. Setzen Sie etwas mehr Druck ein, wenn Sie zum Herzen streichen, und vermindern Sie diesen, wenn Sie vom Herzen weg streichen.

Kneten

Kneten ist eine rhythmische Bewegung, bei der man die Muskeln zusammenpresst und rollt, schiebt und zieht, walkt und wieder loslässt, um sie zu dehnen und zu lockern. Sanftes Kneten eignet sich gut für kleinere, dünnere Muskeln, während dickere Muskelschichten durch kräftigeres Kneten massiert werden, um hartnäckige, wiederkehrende Knoten zu lösen.

Beim Massieren kleinerer Muskelpartien, wie zum Beispiel an den Schultern, sollten Sie mit den Daumen und Fingerspitzen arbeiten. Bei großen Muskeln, beispielsweise an der Taille, drücken und ziehen Sie, als würden Sie Teig kneten. Kneten Sie die Muskeln der Oberschenkel, als ob Sie ein nasses Handtuch auswringen würden.

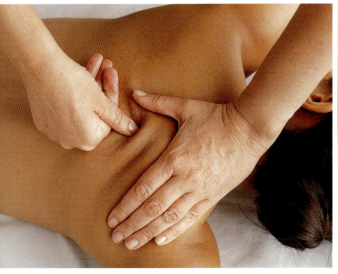 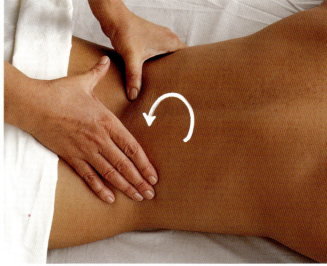

Gezielte Druckausübung

Wenden Sie lokal direkten Druck an, um Muskelkrämpfe zu lockern, Reflexzonenpunkte zu aktivieren und Akupressurpunkte anzuregen. Erhöhen Sie dabei schrittweise den Druck auf das Gewebe: Verharren Sie, wenn Ihr Partner einatmet, und massieren Sie dann über zwei bis drei Atemzüge hinweg beim Ausatmen etwas kräftiger. Der Schlüssel zur gezielten Druckausübung liegt darin, dass man am Anfang ganz langsam loslässt, was dazu führt, dass sich der Muskel weitaus besser entspannen kann.

Kreisförmiges Reiben

Schmerzende Stellen erfordern besondere Aufmerksamkeit und reagieren besonders gut auf rasche, sich wiederholende Bewegungen wie kreisförmiges Reiben und auf den Druck von übereinandergelegten Daumen. Kreisförmiges Reiben kann mit den Fingern, Daumen, Fäusten, Handflächen, Knöcheln, Ellbogen oder Massagegeräten ausgeführt werden. Üben Sie dabei genügend Druck aus, um sich in den Muskel vorzuarbeiten. Mit kreisförmigen Reibbewegungen können Sie über schmerzende Körperstellen streichen und rasch dorthin zurückkehren, sobald Sie fühlen, dass die Muskeln weicher werden, um dort mit leicht erhöhtem Druck weiterzumachen. Sollten Ihre Hände müde werden, setzen Sie Ihr Gewicht ein und wiegen Sie Ihren Körper beim Pressen leicht nach vorn, während Sie beim Zurückwiegen den Druck wieder lockern. So können sich Ihre Hände ein wenig ausruhen.

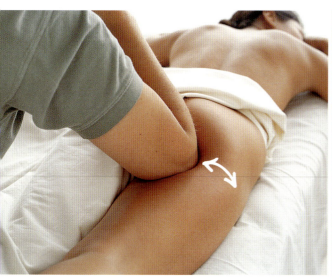 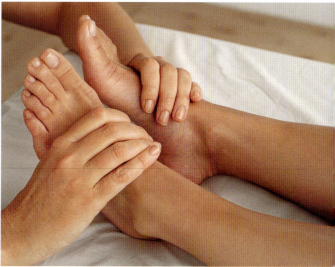

Reiben quer zum Faserverlauf

Quer zum Verlauf der Muskelfasern ausgeführtes Reiben hilft, verspannte Muskeln zu lockern. Die Fasern verlaufen parallel und reiben täglich Tausende Male aneinander. Stress, unausgewogene Ernährung, Flüssigkeitsmangel, schlechte Körperhaltung und viele weitere Faktoren können dazu führen, dass diese Fasern zusammenkleben und Schmerzen verursachen. Indem Sie mit den Daumen, Fingern, Knöcheln oder Ellbogen über diese Muskelstränge rollen, löst sich die klebrige Substanz und die Fasern trennen sich voneinander. Eine Massage quer zum Faserverlauf kann sich so anfühlen, als würden Sie über straff gespannte Seile streichen. Während sowie nach einer solchen Massage kommt es häufig zu Reizungen, weshalb Sie es nicht übertreiben sollten. Allzu heftiges Reiben kann das Gewebe verletzen. Als Faustregel gilt: Je kräftiger Sie massieren, desto langsamer sollten Sie dabei vorgehen.

Energiegriffe

Ein Energiegriff ist eine einfache, aber äußerst wirksame Massagetechnik, die Sie dazu einsetzen können, um Ihrem Partner Energie zu geben. Bei ruhenden Griffen legen Sie eine oder beide Hände auf oder nahe über die Hautoberfläche, atmen dabei ruhig ein und aus und stellen sich vor, wie Sie mit den Händen die Energie übertragen (ein ruhender Energiegriff kann zum Beispiel eine Massage einleiten oder diese beenden). Ein wiegender Energiegriff wechselt zwischen Ruhen und Wiegen, wobei die Energiewellen durch den ganzen Körper gesendet werden (als Beispiel siehe den Energiegriff für den unteren Rückenbereich auf S. 62). Jahrhundertelang haben die Heilpraktiker vieler Kulturen ihre Patienten mit Hilfe von Energiegriffen entspannt und dadurch deren energetisches Gleichgewicht wiederhergestellt, um die Schmerzen zu lindern und den Heilungsprozess zu beschleunigen.

Aufwachen

Um jeden Tag optimal nutzen und das Leben in vollen Zügen genießen zu können, sollten Sie sich geistig und physisch darauf vorbereiten. Manchmal ist es jedoch schon schwierig, einfach nur aus dem Bett zu steigen, weshalb es sinnvoll ist, erst einmal die Sinne zu wecken: Regen Sie den Energiefluss an, strecken Sie sich und öffnen Sie Ihr Herz für das Geschenk eines neuen Tages.

Positive Effekte

▶ Regt Körper und Geist an
▶ Erhöht den Energiehaushalt
▶ Bereitet Sie optimal auf den Tag vor

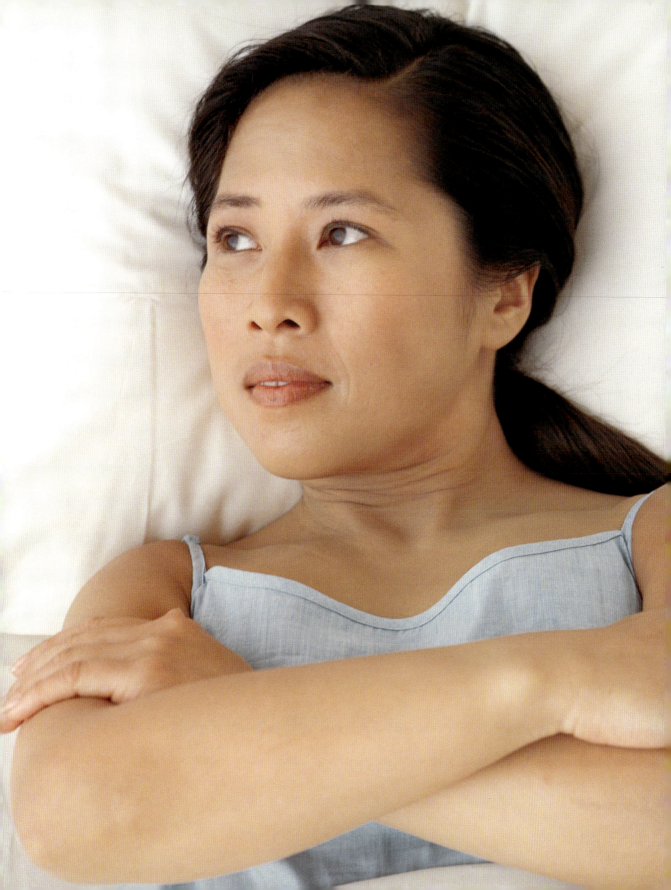

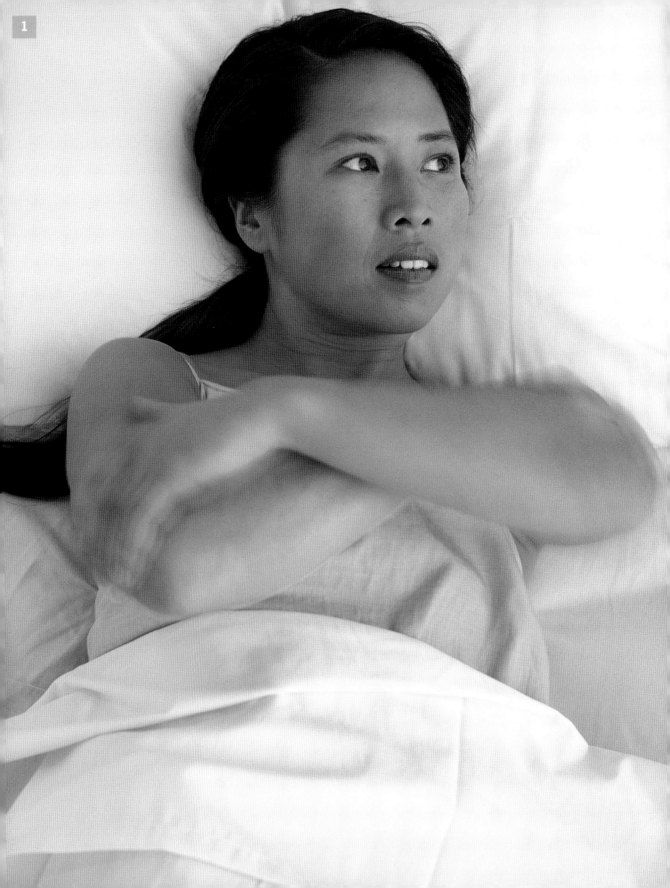

Aufstehen und Strahlen

Schalten Sie den Wecker aus und konzentrieren Sie sich auf Ihren Körper. Beginnen Sie den Tag mit Reflexzonenmassage und einigen schnellen Streichbewegungen.

1 Über die Arme streichen

Atmen Sie tief ein und stellen Sie sich vor, wie der Atem durch den Körper strömt, vom Kopf bis zu den Zehen. Wenn er auf dem Weg in den Kopf die Hände erreicht, verschränken Sie die Arme und reiben Sie die Hände sechsmal von den Handgelenken bis zu den Schultern auf und ab. Laut chinesischer Medizin wird dadurch der Energiefluss in Herz, Lunge und Verdauungssystem angeregt.

2 Handflächen und Finger

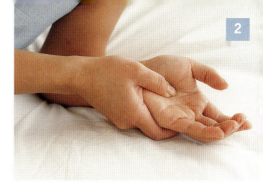

Um die Organe zu wecken, können Sie die Reflexzonenpunkte stimulieren, die mit diesen in Verbindung stehen, indem Sie mit dem Daumen kräftig auf die Fläche der anderen Hand drücken und sich in kreisförmigen Bewegungen vom Handgelenk zu den Fingeransätzen vorarbeiten. Die Reflexzonenpunkte für den Kopf werden angeregt, wenn man die Finger in Kreisbewegungen massiert.

3 Reiben des Bauchs

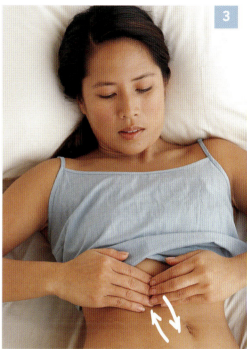

Um das Verdauungssystem anzukurbeln, legen Sie die Fingerspitzen sanft zwischen Nabel und rechter Hüfte auf den Bauch. Drücken Sie leicht hinein und bewegen Sie die Finger in kreisförmigen Bewegungen im Uhrzeigersinn zwischen rechtem Hüftknochen und dem unteren Rippenrand hin und her. Dann streichen Sie in kreisförmigen Bewegungen im Uhrzeigersinn auf der linken Seite bis hinab zur Hüfte, wo Sie mit kräftigem Druck sechs Kreise beschreiben.

4 Über die Ohren streichen

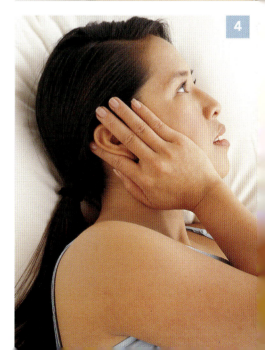

Reflexzonentherapeuten glauben daran, dass der Energiefluss angeregt wird, wenn man bestimmte Punkte auf den Ohren stimuliert. Legen Sie den Zeigefinger hinter und die anderen Finger auf das Ohr und streichen Sie zehnmal auf und ab; danach reiben Sie das andere Ohr.

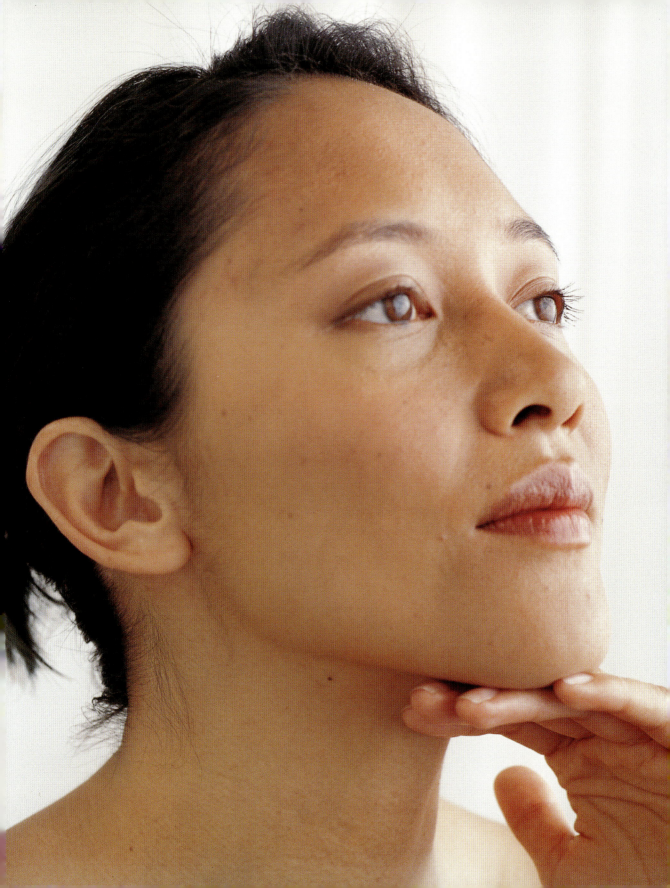

Strahlen

Ihr Gesicht spiegelt Ihre Seele wider und verdient deshalb besondere Aufmerksamkeit. Der Gesichtsausdruck wirkt sich auf das allgemeine Körpergefühl aus und eine schnelle Massage kann sowohl Ihr Aussehen, als auch Ihre Stimmung verbessern, Spannungen lösen und die Muskeln aus ihren gewohnten Positionen holen. Massieren Sie Ihr Gesicht und lassen Sie es strahlen!

Positive Effekte

▸ Hilft, die Haut zu straffen
▸ Hellt Ihre Miene auf
▸ Hebt Ihre Stimmung

Blick nach vorn

Eine Gesichtsmassage fördert die Durchblutung des Gesichts und wirkt sich vom Kopf bis zu den Zehen positiv auf den Energiefluss im gesamten Körper aus.

1 Schläfenmassage
Leichter Druck auf die Schläfen löst Spannungen im Gesicht. Kreisen Sie mit den Fingerspitzen sanft aufwärts und nach hinten, wobei die Mittelfinger auf die Partien am äußeren Rand der Augenbrauen drücken, während Sie diese kreisenden Bewegungen drei tiefe Atemzüge lang wiederholen.

2 Wangenmassage
An den Seiten der Nase beginnend arbeiten Sie sich mit den Mittelfingern in kreisenden Bewegungen und mit leichtem Druck entlang der Wangenknochen bis hin zu den Ohren.

3 Kinnmassage
Sie legen die Mittelfinger zwischen Unterlippe und Kinn und kreisen, mit den Fingerspitzen Druck ausübend, nach außen und oben entlang des Kiefers bis in die Muskulatur hinein.

4 Stirnmassage
Streichen Sie mit den Mittelfingern dreimal sanft vom Punkt zwischen den Augenbrauen zu den Schläfen hin, zuerst ober- und danach unterhalb der Brauen. Danach streichen Sie von der Stelle zwischen den Brauen bis zum Haaransatz und folgen diesem bis zu den Schläfen. Wiederholen Sie diese Abfolge dreimal. Eine Massage während der täglichen Gesichtspflege strafft die Muskeln und stimuliert die Energiepunkte, was sich auf den ganzen Körper positiv auswirkt.

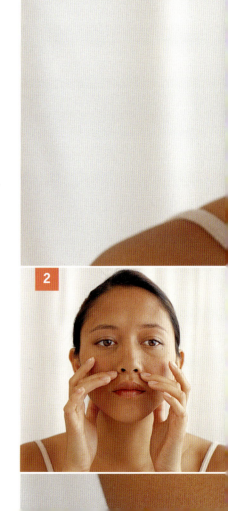

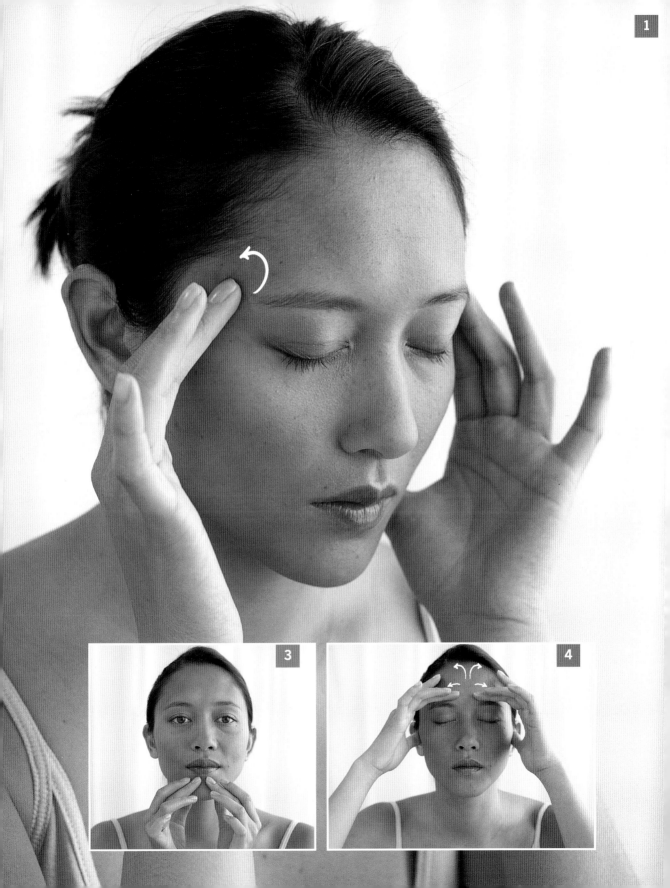

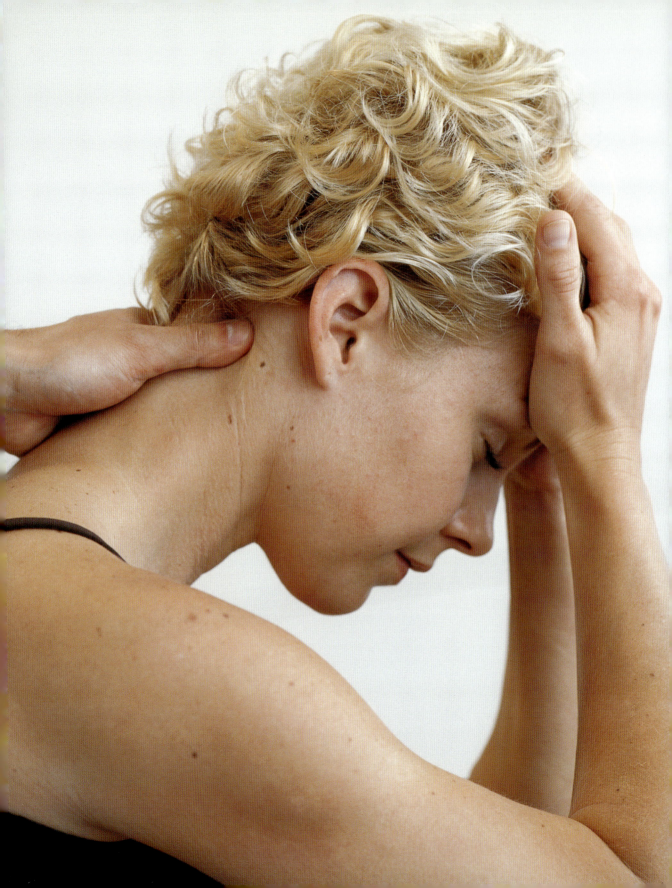

Abschalten

Jeder kennt durch Stress verursachte Nackenschmerzen. Die Art und Weise, wie wir die Welt betrachten, wirkt sich im übertragenen wie im buchstäblichen Sinn auf unser Genick aus. Schlechte Körperhaltung, eine schiefe Hüfte, aber auch intensives Nachdenken verursachen Schmerzen. Durch Reiben und Strecken können Sie diese Knoten lösen und die Dinge wieder klar sehen.

Positive Effekte

- ▶ Löst Spannungen im Nacken
- ▶ Regt den Blutstrom ins Gehirn an
- ▶ Lindert Kopfschmerzen

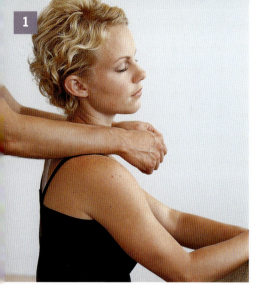

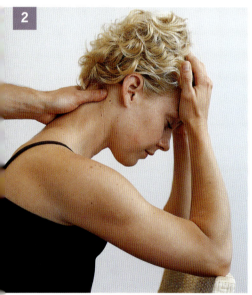

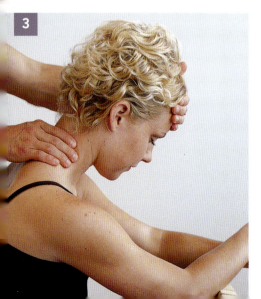

Nacken-Entspannung

Setzen Sie sich verkehrt herum auf einen Stuhl, legen Sie die Arme auf die Rückenlehne und bitten Sie einen Freund, die unten angeführten Schritte zu befolgen.

1 Schultermassage

Um Verspannungen in den Schultern zu lösen, lehnen Sie sich mit den Unterarmen auf die Schultern Ihres Partners, drücken abwechselnd rechts und links nach unten und pressen danach mit beiden Armen, während er einatmet, die Schultern hebt und sich gegen den Druck stemmt. Atmet er aus, erhöhen Sie wieder den Druck, er entspannt die Schultern und wiegt den Kopf von einer Seite zur anderen.

2 Hinterkopfmassage

Drücken Sie mit dem Daumen auf die Muskeln am Haaransatz, pressen Sie den Daumen tiefer hinein, wenn er langsam ausatmet, und lockern Sie den Druck, während er einatmet. Arbeiten Sie sich auf einer Seite an den Muskeln neben der Wirbelsäule bis 2,5 cm hinter dem Ohr vor und wiederholen Sie den Vorgang auf der anderen Seite.

3 Nackenmassage

Halten Sie mit einer Hand die Stirn Ihres Partners, greifen Sie mit der anderen an seinen Nacken und reiben Sie mit Daumen und Fingern in Kreisbewegungen über die Nackenmuskeln, wobei Sie den Druck erhöhen, während die Muskeln locker werden. Sie machen drei Durchgänge, beginnen 2,5 cm unterhalb der Ohrläppchen und massieren zu den Schultern hin. Dann wiederholen Sie den Vorgang an den Muskeln beiderseits der Wirbelsäule.

4 Kopfhautmassage

Verspannungen in den Muskeln der Kopfhaut können die Spannung in Kopf und Nacken erhöhen. Massieren Sie sich langsam und tief durch das Haar Ihres Partners, als würden Sie es mit Shampoo einreiben. Beginnen Sie am Kopfansatz und beziehen Sie allmählich die gesamte Kopfhaut mit ein.

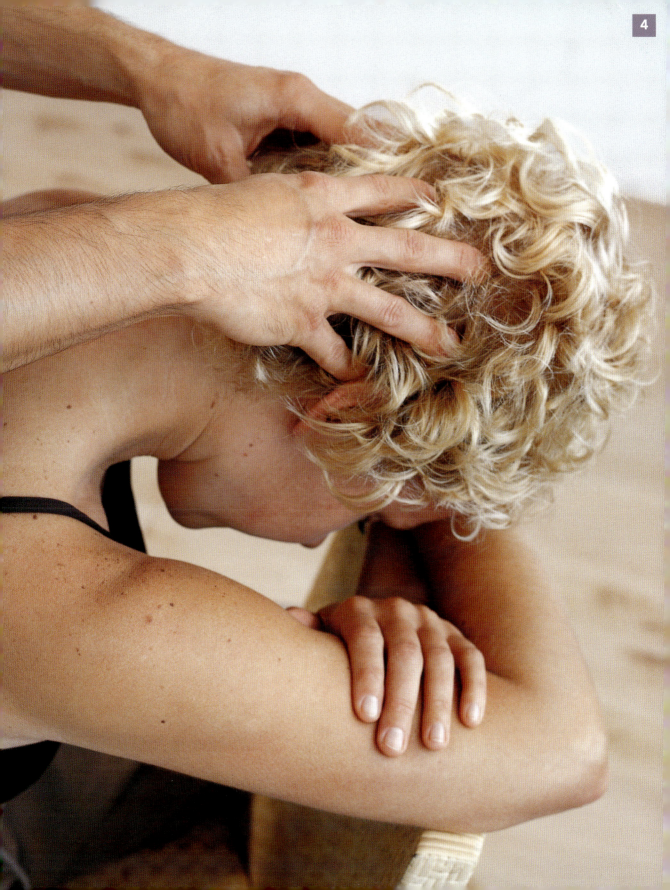

Locker bleiben

Sie können Ihren Nacken auch selbst massieren. Um rasch Linderung zu erlangen, versuchen Sie es mit dieser Abfolge von Reib- und Streckbewegungen, aber bearbeiten Sie stets beide Seiten des Nackens.

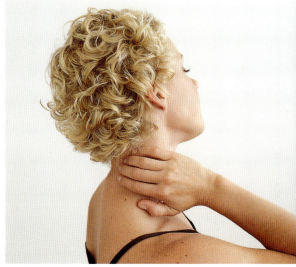

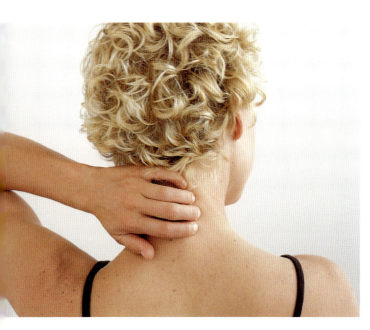

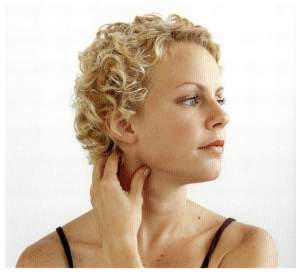

1 Streckmuskelmassage

Suchen Sie die parallel zu Ihrer Wirbelsäule verlaufenden Streckmuskeln und massieren Sie diese mit den Fingern in Kreisbewegungen vom Haaransatz bis zu den Schultern. Üben Sie dann mit den Fingern Druck aus, drehen Sie den Kopf fünfmal von einer Seite zur anderen und fühlen Sie die Muskeln unter Ihren Fingern.

2 Reiben quer zum Faserverlauf

Pressen Sie die Fingerspitzen an die Seite des Nackens und drehen Sie den Kopf fünfmal hin und her. Danach reiben Sie die Muskeln von den Ohrläppchen bis zu den Schultern.

3 Pressen des Kopfwendemuskels

Suchen Sie den Kopfwendemuskel, der sich etwa 2,5 cm oberhalb des Schlüsselbeins befindet. Pressen Sie diesen Muskel und drehen Sie dabei dreimal langsam den Kopf hin und her.

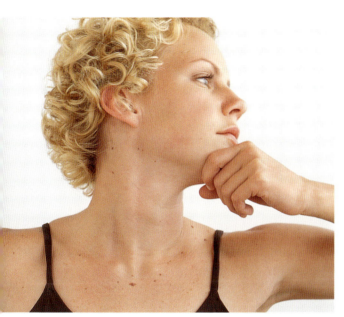

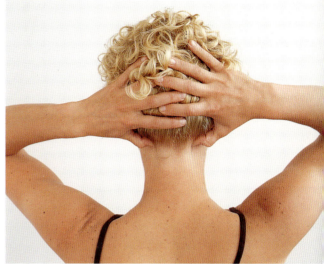

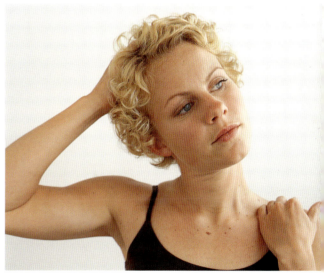

4 Strecken des Kopfwendemuskels

Während Sie sich mit der rechten Hand an einem stabilen Objekt wie einem Regal oder einem Tisch festhalten, drehen Sie den Kopf so weit nach rechts, wie es Ihnen angenehm ist. Dann strecken Sie die vorderen Halsmuskeln, indem Sie mit der linken Hand Ihr Kinn sanft etwas weiter nach links drücken. Verharren Sie einige tiefe Atemzüge hindurch in dieser Position.

5 Hinterkopf

Massieren Sie mit den Daumen beiderseits der Wirbelsäule beginnend am Haaransatz entlang zu den Ohren hin und halten Sie an schmerzenden Stellen den Druck drei Atemzüge lang.

6 Seitliches Strecken

Legen Sie die linke Hand auf die linke Schulter und drehen Sie den Kopf mit der anderen Hand sanft zur rechten Schulter. Fühlen Sie, wie sich die Muskeln im Verlauf von drei Atemzügen dehnen.

Lösen

Die Anspannungen des Lebens sammeln sich zu einem Großteil in unseren Schultern. Wenn alle Last der Welt auf Sie drückt, legen Sie diese für eine Minute ab und befreien Sie sich von Sorgen und Verantwortungen oder machen Sie zumindest Ihren Rucksack etwas leichter. Massagen und sportliche Betätigungen können die Schultern lockern, damit sie wieder beweglich werden.

Positive Effekte

- ▶ Lindert Schulterschmerzen
- ▶ Vermindert Spannungen in den Armen
- ▶ Verbessert die Körperhaltung

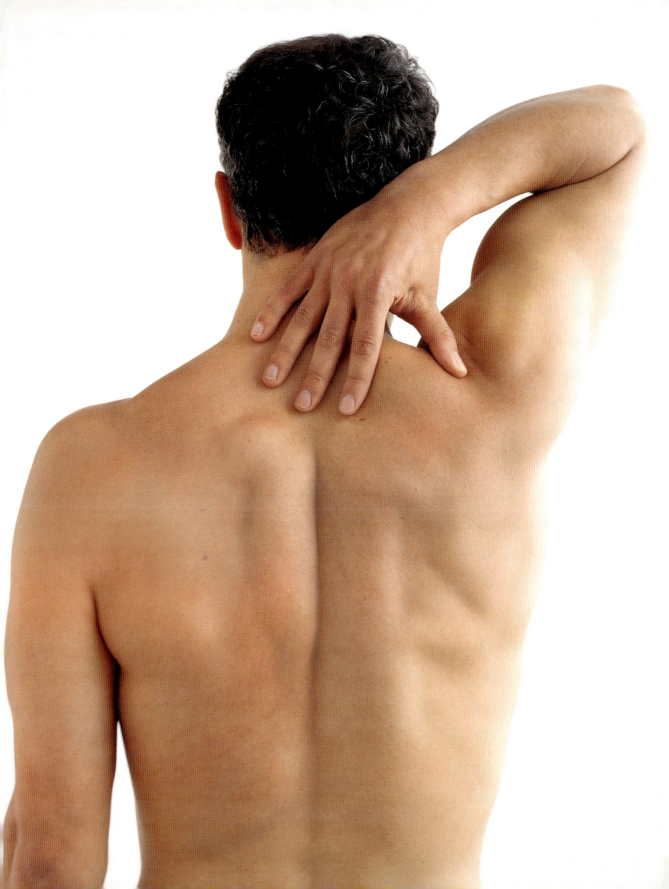

Schütteln Sie's ab

Setzen Sie sich bequem auf einen Stuhl oder ein Kissen und bitten Sie einen Freund, mit Ihnen folgende einfache Schritte durchzugehen.

1 Schultermassage

Um die Muskeln zwischen den Schulterblättern und der Wirbelsäule zu lockern, setzen Sie Ihr Körpergewicht ein, drücken die Daumen in die Muskeln Ihres Partners, lassen diese ungefähr 2,5 cm nach oben und dann in kreisenden Bewegungen wieder abwärtsgleiten. Massieren Sie entlang des inneren Rands der Schulterblätter und arbeiten Sie sich in Schulterhöhe bis zum Nacken vor.

2 Reiben quer zum Faserverlauf

Bei einer quer zum Faserverlauf ausgeführten Massage werden die Muskelstränge bearbeitet, um die Fasern voneinander zu trennen (siehe S. 17). Legen Sie eine Hand auf die Schulter Ihres Partners und reiben Sie mit den Fingerspitzen der anderen über die Muskeln, die am unteren sowie äußeren Rand des Schulterblatts ansetzen, und arbeiten Sie sich parallel zum Knochen nach unten vor. Gehen Sie dabei sanft vor, aber fest genug, um Ihren Partner nicht zu kitzeln.

3 Seitliches Streichen

Ihr Partner hebt die Arme und Sie massieren die Muskeln seitlich an den Rippen, am Rand der Achselhöhlen und an den Oberarmen. Sollten Sie Massageöl verwenden, streichen Sie mit leichtem Druck von den Rippen bis zu den Ellbögen und wieder zurück. Massieren Sie ohne Öl, drücken Sie mit den Handflächen und machen kurze, reibende, vor- und zurückgerichtete Streichbewegungen.

4 Schulterdruck

Lehnen Sie sich auf die Schultern Ihres Partners. Ihr Kinn ruht auf den Händen, um zusätzlichen Druck auszuüben, und Sie reiben mit den Ellbogen über die Fasern der dicken Muskelstränge. Stützen Sie sich danach auf eine andere Stelle, aber bleiben Sie auf den Muskeln und drücken Sie nicht auf die Knochen.

Schützen Sie die Schultern

- Tragen Sie nicht so schwer. Jedes zusätzliche Gramm kann die Schultern überlasten und Muskelschmerzen verursachen.
- Halten Sie die Handflächen beim Gehen nach innen gewandt.
- Tragen Sie einen Schall oder Rollkragenpullover, um Hals und Schultern vor Zug und Kälte zu schützen.
- Geben Sie 5 bis 10 Tropfen Eukalyptus-, Rosmarin-, Lavendel- oder Kamillenöl in eine Schüssel mit heißem Wasser, tränken Sie damit ein Handtuch, wringen Sie es aus und schlingen Sie es 10 bis 20 Minuten lang um die Schultern.

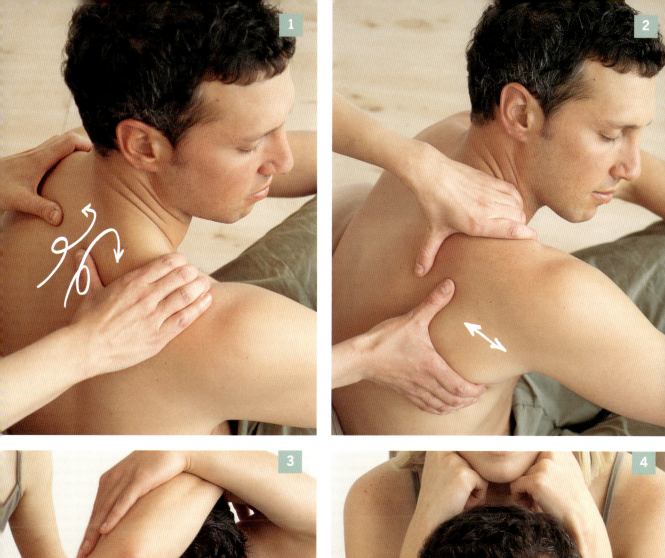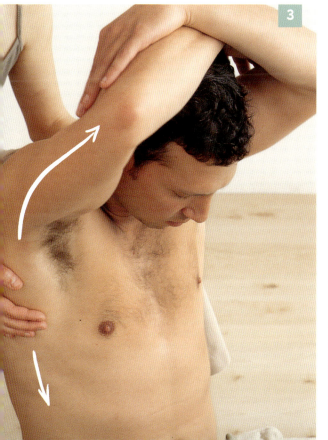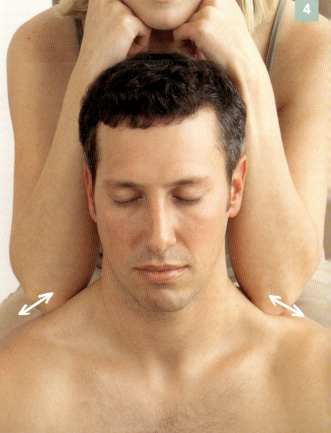

Schulterlockerung

Regelmäßige Übungen und Selbstmassagen verbessern die Beweglichkeit und lösen Verspannungen. Der Trick liegt jedoch darin, die gesamte Schulterpartie miteinzubeziehen und nicht nur den oberen Bereich.

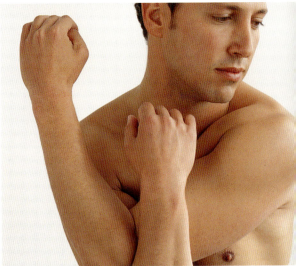

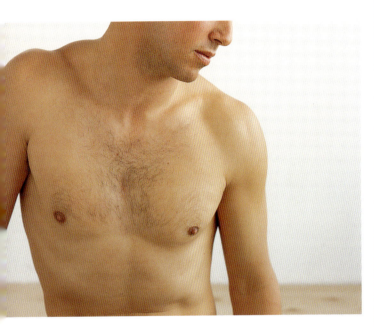

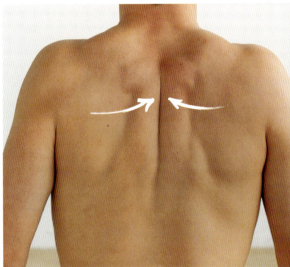

1 Schulterkreisen

Ziehen Sie beide Schultern nach oben zu den Ohren hin. Halten Sie sie einen vollen Atemzug lang oben und senken Sie sie dann langsam. Wiederholen Sie diesen Vorgang fünfmal. Danach kreisen Sie mit beiden Schultern zuerst fünfmal nach vorn, dann fünfmal nach hinten und zum Abschluss in entgegengesetzter Richtung fünfmal auf jeder Seite, wobei Sie aber immer nur eine Schulter bewegen.

2 Schulter und Arm

Sie halten den linken Arm in Brusthöhe und legen den rechten Ellbogen unter den linken. Ziehen Sie den rechten Arm an sich und drehen Sie den Kopf nach links, um die Hinterseite des Arms und die Außenseite des Schulterblatts zu strecken.

3 Schulterblatt

Manchmal werden Muskeln entspannt, wenn man sie zuerst anspannt. Ziehen Sie die Schultern nach hinten und halten Sie sie dort drei Atemzüge lang.

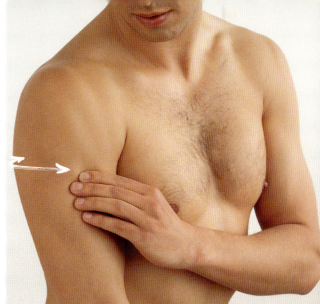

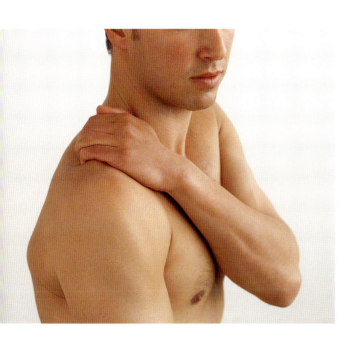

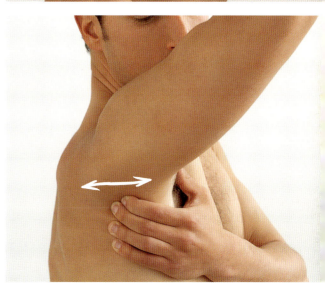

4 Schultergriff

Drücken Sie Ihre oberen Schultermuskeln und halten Sie den Druck für 45–90 Sekunden aufrecht. Dann lockern Sie den Druck sehr, sehr langsam. Das mag Ihnen lang erscheinen, aber eine erzwungene Kontraktion des Muskels bringt das Gehirn dazu, lang anhaltende Verspannungen zu lösen. Massieren Sie auf beiden Seiten.

5 Oberarm

Massieren Sie das obere Drittel des Oberarms: Drücken Sie fest hinein, reiben Sie über die Muskeln vor und zurück und von hinten nach vorn.

6 Unterarm

Legen Sie einen Arm auf den Kopf, greifen Sie mit dem anderen über die Brust und tasten Sie nach der Außenkante des Schulterblatts. Reiben Sie mit den Fingerspitzen über die Muskeln entlang des Knochens und arbeiten Sie sich zur Schulter vor.

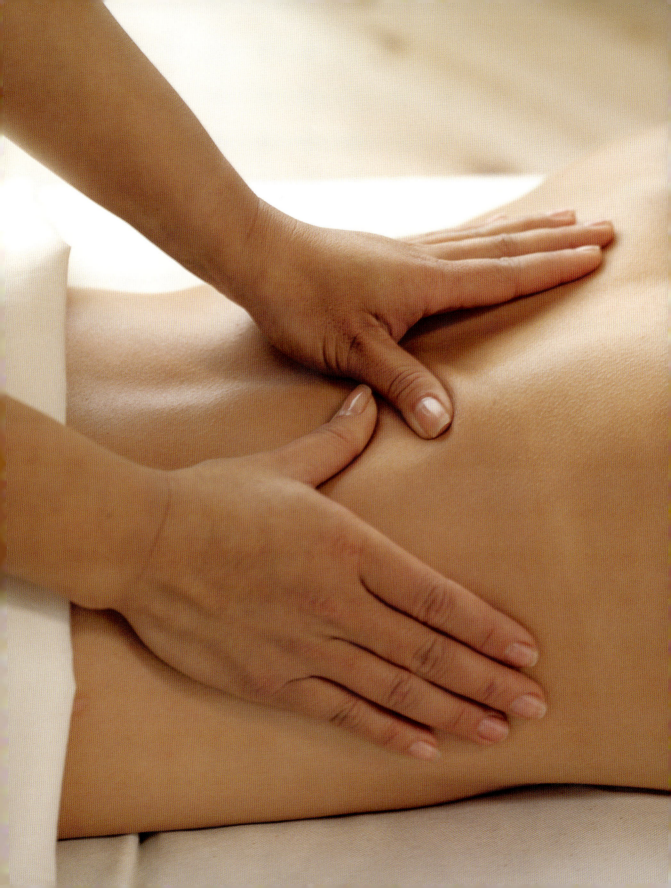

Entspannen

Rückenschmerzen kennt beinahe jeder Mensch. Stress führt zu Verspannungen der Muskulatur und stundenlanges Sitzen verschlimmert diesen Zustand. Massagen und Energiegriffe zählen deshalb wohl zu den besten Geschenken, die Sie einem Freund machen können, und es gibt auch einige äußerst wirksame Möglichkeiten, wie Sie sich selbst helfen können, wenn Sie alleine sind.

Positive Effekte

- Lockert die Rückenmuskulatur
- Vermindert Stress
- Lindert Rückenschmerzen

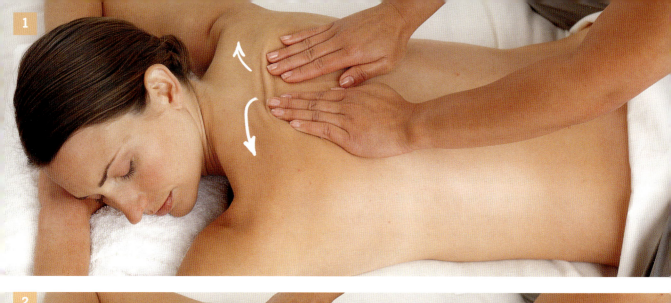

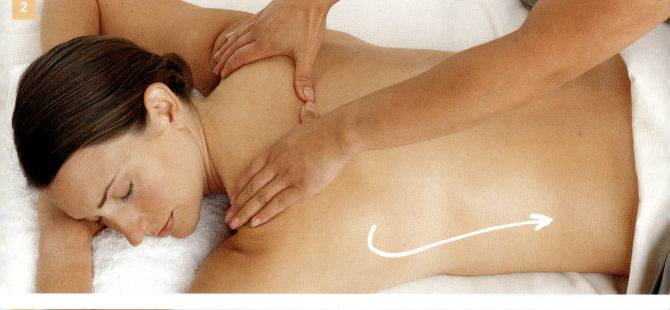

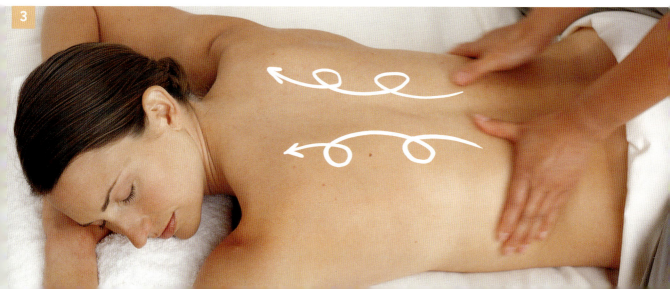

Rückenmassage

Legen Sie sich auf eine feste, bequeme, mit einem Laken abgedeckte Unterlage. Entspannen Sie sich und bitten Sie einen Freund, diese einfachen Schritte zu befolgen.

1 Wirbelsäule

Wärmen Sie Massageöl in den Händen, verteilen Sie es entlang der dicken Muskelstränge zu beiden Seiten der Wirbelsäule und gehen Sie allmählich über zu kraftvolleren Strichen. Drücken Sie mit den Fingerspitzen auf, gleiten Sie über den unteren Rückenbereich, passen Sie die Hände an die Konturen der Rückenmuskulatur an, arbeiten Sie sich bis zum Nacken vor und halten Sie dabei die Fingerspitzen zusammen.

2 Schultern

Streichen Sie mit den Händen beiderseits des Nackens beginnend über den oberen und seitlichen Schulterbereich. Ziehen Sie die Hände in einer Kurve nach unten auf die Rippen zu und weiter zu den Hüften, schieben Sie die Finger unter die Taille und lehnen Sie sich zurück, um behutsam den unteren Rückenbereich zu dehnen. Gehen Sie zurück zur Massage der Muskeln entlang der Wirbelsäule und wiederholen Sie den gesamten Vorgang viermal. Verwenden Sie nötigenfalls mehr Öl, aber die Haut sollte nicht zu glitschig sein.

3 Kreisende Daumen und wiegender Energiegriff

Drücken Sie mit den Daumen auf die Muskeln beiderseits der Wirbelsäule am unteren Rückenbereich, kreisen Sie starken Druck ausübend über die Muskeln und arbeiten Sie sich zum Nacken hoch. Kneten Sie mit den Fingern die Nacken- und Schultermuskulatur.

Setzen Sie sich zum Abschluss dieser Rückenmassage neben Ihren Partner, legen Sie eine Hand auf dessen Steißbein und die andere auf den Nackenansatz. Wiegen Sie die Hüften Ihres Partners 20 Sekunden lang hin und her, dann machen Sie eine 20 Sekunden lange Pause. Wiederholen Sie das Ganze einige Minuten lang, bis der Atem Ihres Partners tief und gleichmäßig wird.

Tipps zur Rückenpflege

- Legen Sie sich auf den Rücken, schieben Sie einen Tennisball unter die schmerzenden Stellen und rollen Sie sanft darüber. Oder stecken Sie zwei Tennisbälle in einen Strumpf und rollen darauf vor und zurück.
- Tiefe Atemzüge dehnen die Rippen und beugen Rückenschmerzen vor.
- Beim Sitzen können Sie die Fäuste zwischen Stuhl und Rücken schieben und schmerzende Stellen auf Ihren Knöcheln hin- und herwiegen.
- Legen Sie für 10 bis 15 Minuten einen in ein Geschirrtuch gewickelten Gefrierbeutel auf schmerzende Stellen.

Rückenschmerzen

Die folgenden Übungen massieren und kräftigen Bein-, Hüft- und Bauchmuskeln, die indirekt Rückenschmerzen verursachen. Bei chronischen Schmerzen sollten Sie jedoch einen Fachmann aufsuchen.

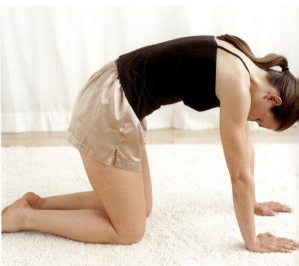

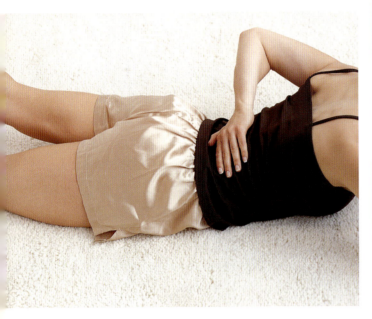

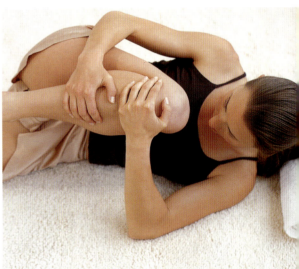

1 Streckmuskeln

Um die Muskulatur entlang der Wirbelsäule zu lockern, legen Sie sich auf den Bauch, heben Sie das linke Bein leicht an, drücken den Oberkörper nach oben und fühlen mit der Hand, wie sich die Muskeln auf der rechten Seite der Wirbelsäule zusammenziehen. Bleiben Sie 10 Sekunden lang in dieser Stellung und entspannen Sie sich. Wiederholen Sie diesen Vorgang fünfmal und wechseln Sie das Bein, um die andere Seite des Rückens zu bearbeiten.

2 Katzenbuckel

Beginnen Sie auf Händen und Knien. Biegen Sie den Rücken beim Ausatmen nach oben und senken Sie den Kopf. Heben Sie den Kopf beim Einatmen und strecken Sie den Bauch dem Boden entgegen.

3 Seitliches Strecken

Liegen Sie auf der Seite und ziehen Sie das obere Knie zur Brust. Atmen Sie ein, wieder aus und strecken Sie das Bein, während Sie den oberen Arm über den Kopf heben und die Taille dehnen.

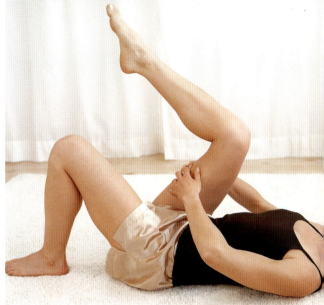

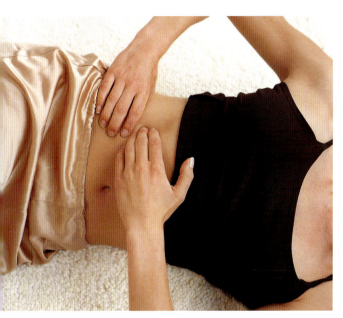

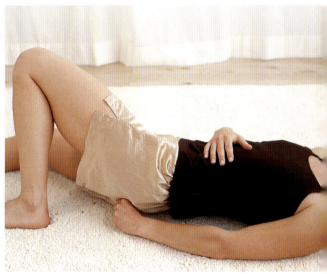

4 Seitliches Kneten

Legen Sie sich auf die Seite und massieren Sie die Muskulatur zwischen Rippen und Hüften. Ertasten Sie mit Daumen und Fingern die tief liegenden Muskelstränge und kneten Sie diese sanft. Bei schmerzenden, verhärteten Stellen drücken Sie die Finger drei tiefe Atemzüge lang fest auf jede einzelne Verhärtung. Wiederholen Sie den Vorgang auf der anderen Seite.

5 Kniesehnen

Ziehen Sie das Knie zur Brust und halten Sie das Bein fünf Sekunden lang so gerade wie möglich. Entspannen Sie sich, beugen Sie das Knie und reiben Sie mit den Fingerspitzen über die Fasern entlang der Sehne zwischen Knie und Po. Jetzt das andere Bein.

6 Gesäßmuskulatur

Beugen Sie das linke Knie, schieben Sie eine Faust unter die linke Gesäßbacke und rollen Sie darauf hin und her. Danach wechseln Sie zum anderen Bein.

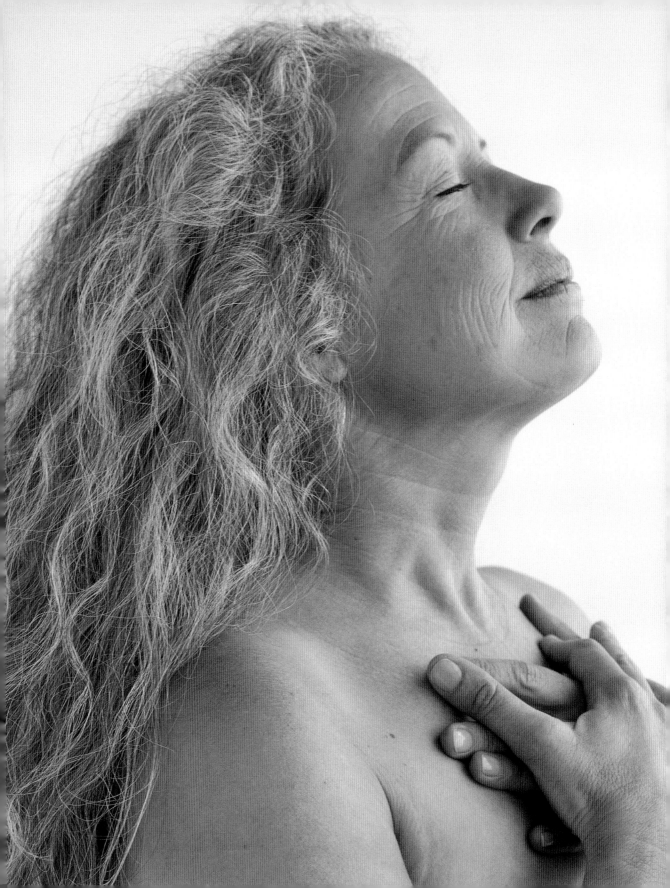

Atmen

Die Art und Weise, wie wir atmen, ist eine Metapher für unser Leben: voll, tief und ausholend oder seicht und flach. Um ein Leben voller Inspiration zu führen, müssen Brust, Rippen, aber auch unsere Gedanken von allen Einengungen befreit werden. Atmen Sie tief durch und öffnen Sie sich für eine erweiterte Sicht auf die unbegrenzten Möglichkeiten des Lebens.

Positive Effekte

- ▶ Löst Verspannungen im Brustkorb
- ▶ Regt die Atmung an
- ▶ Hebt Ihre Stimmung und verbessert Ihr Aussehen

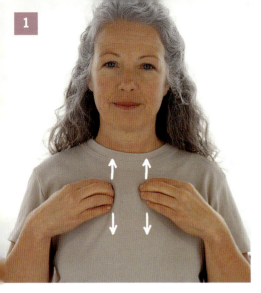

Freies Atmen

Folgende Übungen kann man beinahe überall machen. Entspannen Sie sich und genießen Sie das Gefühl, wie sich die Energie mit jedem Atemzug weiter ausbreitet.

1 Brustbein und Rippen

Verspannungen an den Stellen, wo die Rippen am Brustbein ansetzen, behindern das tiefe Einatmen. Beginnen Sie unterhalb des Schlüsselbeins, wo die Rippen auf beiden Seiten mit dem Brustbein verbunden sind, drücken Sie die Fingerspitzen beider Hände zwischen die Rippen und reiben Sie fünfmal über die Rippen. Arbeiten Sie sich auf diese Weise mit den Fingern auf beiden Seiten des Brustbeins abwärts.

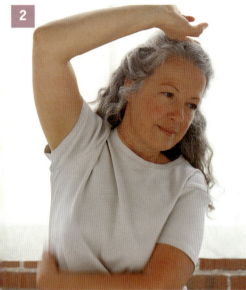

2 Seitliches Strecken

Heben Sie den rechten Arm über den Kopf, lehnen Sie sich nach links und dehnen Sie die seitlichen Muskeln. Atmen Sie tief und reiben Sie die rechte Seite von der Taille bis zur Achselhöhle. Finden Sie schmerzende Stellen, dann massieren Sie die Muskelstränge quer zum Faserverlauf (siehe S. 17), senken die Fingerspitzen ins Gewebe, reiben von vorn nach hinten und wechseln zur anderen Seite.

3 Auf die Brust trommeln

Leichte Schläge auf den Brustkorb lösen Stauungen in den Lungen und regen die Durchblutung der Brustmuskulatur an. Pochen Sie mit der rechten Hand auf die linke Seite der Brust, vom Brustbein bis zu den Schultern, aber bleiben Sie unterhalb des Schlüsselbeins. Dann klopfen Sie mit der linken Hand auf die rechte Seite der Brust.

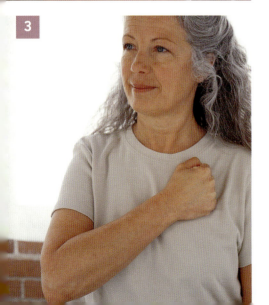

4 Reiben des Brustkorbs

Tasten Sie nach den Muskeln zwischen den Rippen. Drücken Sie mit Zeige- und Mittelfinger hinein und reiben Sie diese Muskeln mit kurzen, seitlichen Bewegungen. Wiederholen Sie das zwischen allen Rippen, die Sie fühlen können. Dann heben Sie einen Arm über den Kopf und kneten die verhärteten Brustmuskeln, pressen diese und rollen sie zwischen Daumen und Fingern. Jetzt die andere Seite.

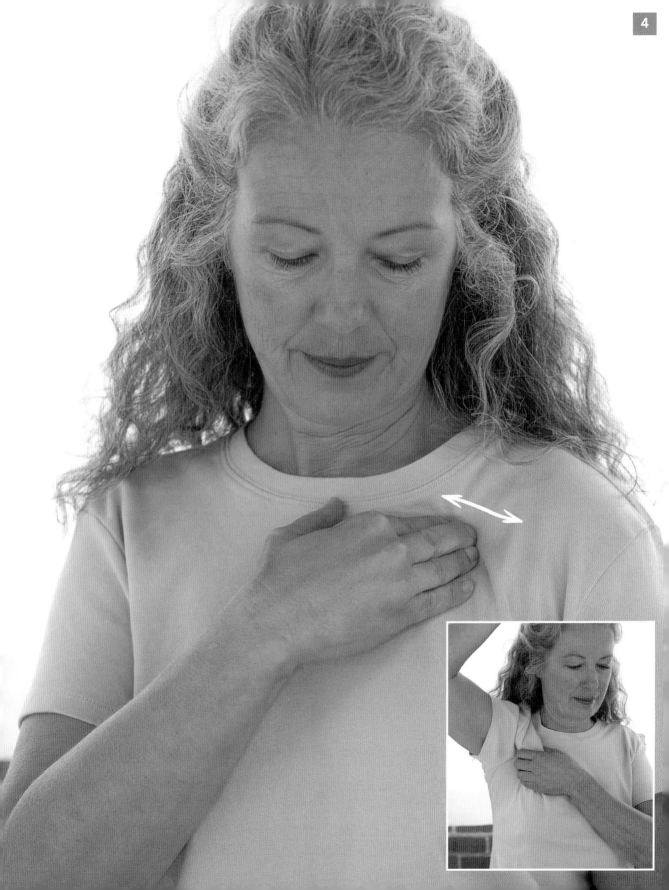

Ausruhen

War es nun der Abwasch oder liegt es an zu vielen Mausklicks: Ihre Hände brauchen eine Pause. Sich ständig wiederholende Bewegungsabläufe sind ermüdend und können längerfristig auch schädlich sein. Halten Sie einen Moment lang inne und lockern Sie die Anspannung in den Fingern. Ihre Hände arbeiten hart für Sie, deshalb sollten Sie sie sorgsam behandeln.

Positive Effekte

- ▸ Lockert Verspannungen in Händen und Armen
- ▸ Löst angelagerte Giftstoffe
- ▸ Wirkt vorbeugend gegen Verletzungen

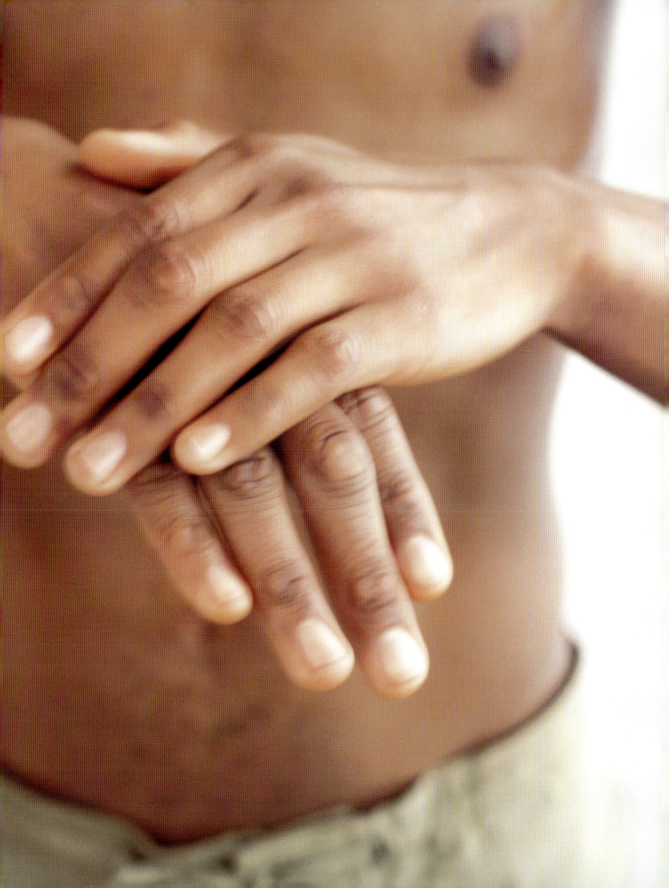

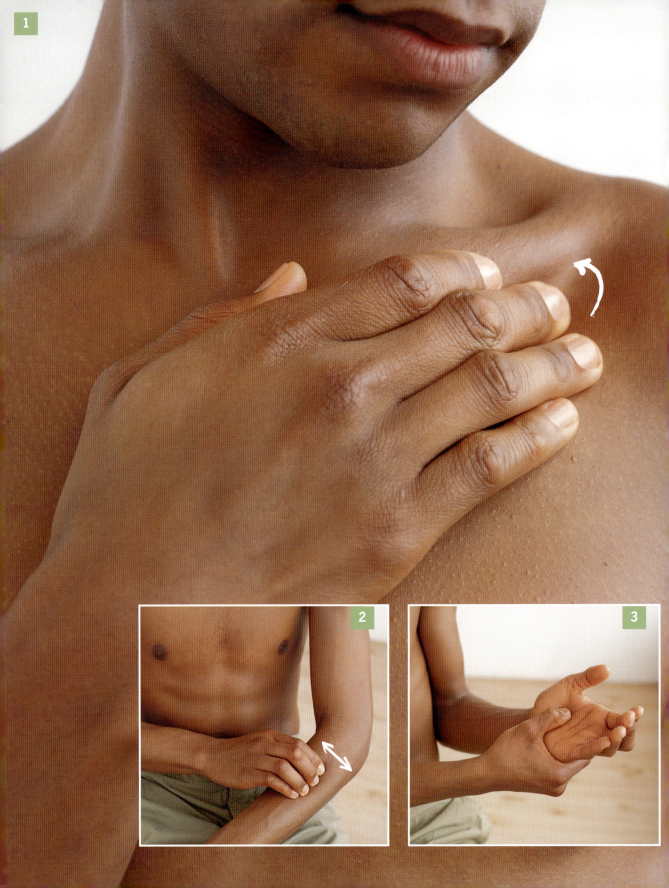

Hände und Arme

Beschwerden an Händen, Armen und Handgelenken werden immer häufiger. Folgende Übungen helfen dabei, Spannungen zu lockern, Giftstoffe zu lösen und Stress abzubauen.

1 Herausstreichen der Lymphflüssigkeiten

Angeschwollene Arme können Druck auf die Handgelenke ausüben. Kreisen Sie mit den Fingerspitzen sanft von der Schulter zum Brustbein an der Unterseite des Schlüsselbeins entlang. Streichen Sie dann mit federleichten Bewegungen der Finger nochmals entlang des Schlüsselbeins nach innen. Wiederholen Sie den gesamten Vorgang zehn- bis fünfzehnmal auf beiden Seiten des Brustbeins.

2 Reiben quer zum Faserverlauf

Drücken Sie die Fingerspitzen fest auf und reiben Sie waagrecht über die Muskeln Ihres Unterarms, wobei Sie 5 cm oberhalb des Ellenbogens beginnen und sich bis zur Mitte des Unterarms vorarbeiten. Massieren Sie die Muskeln zwischen den beiden Unterarmknochen von oben nach unten. Beginnen Sie nahe am Handgelenk und ziehen Sie die Haut mit dem Daumen etwa 5 mm zurück. Drücken Sie auf den Muskel und gleiten Sie nach vorn, heben Sie den Daumen und wiederholen Sie den Vorgang, wobei Sie sich am Ellenbogen entlang weiterarbeiten. Dann wechseln Sie zum anderen Arm.

3 Kreisendes Reiben der Hand

Die kleinen Muskeln der Hände und Finger ermüden rasch. Lösen Sie die Verspannungen und angelagerten Giftstoffe mit tiefen, kreisenden Streichbewegungen des Daumens der anderen Hand. Massieren Sie die Handfläche und jeden einzelnen Finger, beim Daumen beginnend bis zum kleinen Finger. Bei schmerzenden Punkten drücken Sie zehn bis fünfzehn Sekunden ins Gewebe, ehe Sie weitermachen.

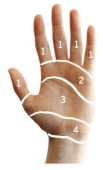

Reflexzonen: Die Hand

Die Lehre von den Reflexzonen besagt, dass man durch Drücken auf bestimmte Punkte der Hand die Energie anregen und ins Gleichgewicht bringen kann, um Körper und Organe gesund zu erhalten. Unser Körper verfügt über Energielinien, die an spezifischen Punkten auf den Händen enden: Die Punkte auf Zone 1 in den Fingern stehen mit Kopf und Nacken in Verbindung; Zone 2 führt zu Brust und Lunge; Zone 3 korrespondiert mit den Organen oberhalb des Nabels und Zone 4 bezieht sich auf den Verdauungstrakt und den Bereich unterhalb des Nabels (siehe S. 59).

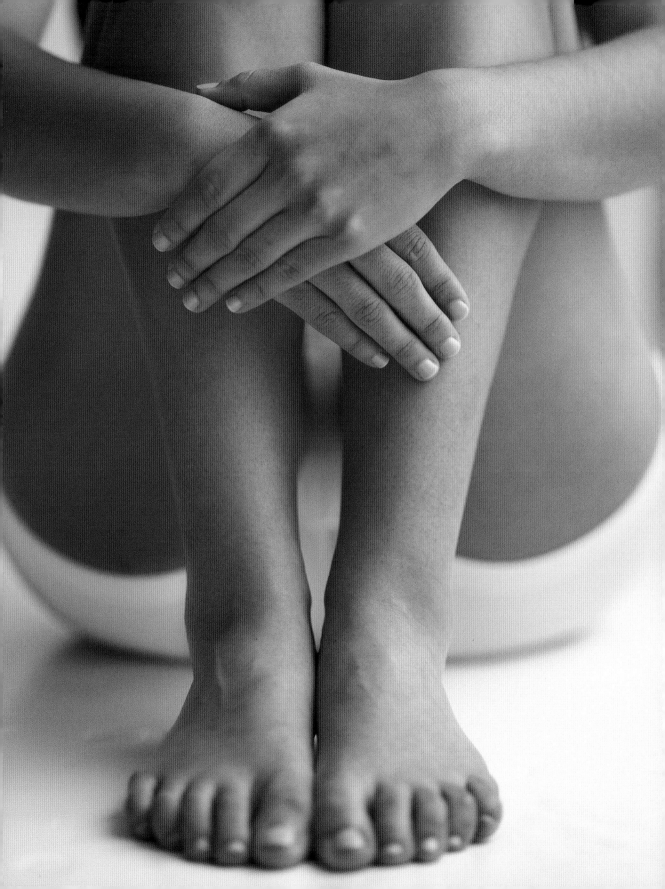

Lockern

Durch sportliche Betätigung oder langes Sitzen sind die Beine oft überanstrengt und geschwächt. Gelenkige Beine sind unser wichtigstes Fortbewegungsmittel und eine Massage fördert die Durchblutung, verlängert die Muskeln und hilft dabei, schmerzende Stellen ausfindig zu machen, ehe sie chronisch werden. Sie haben noch viele Jahre vor sich. Bleiben Sie aktiv und locker.

Positive Effekte

▶ Dehnt verspannte Muskeln
▶ Regt die Durchblutung an
▶ Lindert Schmerzen

Heben Sie ein Bein

Bei Schmerzen in der Beinmuskulatur legen Sie ein Bein auf den Schoß Ihres Partners und bitten ihn, diese Schritte zu befolgen.

1 Kneten der Wadenmuskulatur
Sitzen Sie auf einer Couch, einem Stuhl oder auf dem Boden und stützen Sie mit einer Hand das Knie Ihres Partners, sodass es sich leicht abbiegt. Kneten Sie die Wadenmuskulatur abwechselnd mit beiden Händen, wobei Sie Ihre Finger abrunden und die Muskeln vom Knie bis zur Mitte des Schienbeins massieren.

2 Schienbein
Senken Sie die Daumen fest, aber behutsam in die dicken Muskelstränge am äußeren Rand des Schienbeins und massieren Sie in kreisförmigen Bewegungen vom Knie hinunter zum Fußgelenk.

3 Kniemassage
Legen Sie die Daumen auf den inneren Rand der Kniescheibe und drücken Sie sanft aber kräftig. Kreisen Sie mit den Daumen in entgegengesetzter Richtung um die Kniescheibe bis zum äußeren Rand.

4 Am Oberschenkel ziehen
Passen Sie die Hände den Konturen der Oberschenkel Ihres Partners an und ziehen Sie sie mit überlappenden Streichbewegungen an sich. Beginnen Sie direkt oberhalb des Knies und arbeiten Sie sich rhythmisch am Oberschenkel entlang nach oben vor.

5 Kneten der Oberschenkelmuskulatur
Nehmen Sie den Oberschenkel Ihres Partners zwischen Daumen und Finger und kneten Sie kräftig, wobei Sie die Muskeln quetschen und rollen, als würden Sie ein Handtuch auswringen. Arbeiten Sie sich vom Knie zur Oberseite des Oberschenkels vor, wiederholen Sie diese Massage an der Unterseite und danach auch am anderen Bein.

Befreien Sie Ihre Beine
- Hohe Absätze sind schmerzhaft für Füße, Knie und Rücken. Strümpfe oder verschränkte Beine blockieren die Durchblutung und enge Röcke behindern Sie beim Gehen. Wechseln Sie deshalb die Kleidung und befreien Sie Ihre Beine!
- Um die Durchblutung anzuregen, mischen Sie 5 bis 10 Tropfen Eukalyptus-, Orangen- und Rosmarinöl mit 5 Teelöffeln Massageöl und massieren die Beinmuskulatur.
- Um Schwellungen zu vermindern und die Durchblutung zu fördern, legen Sie sich rücklings auf den Boden und lehnen die Beine einige Minuten lang gegen eine Wand.

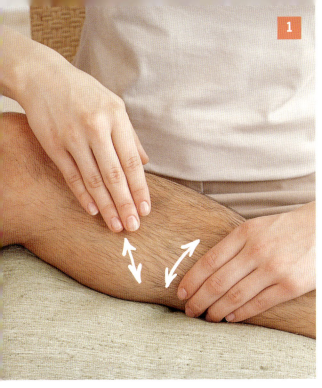
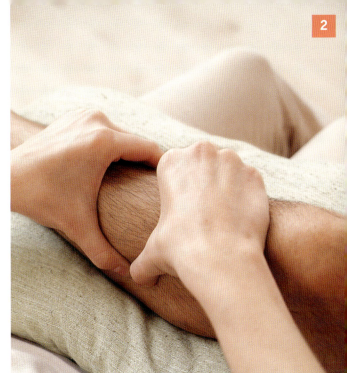
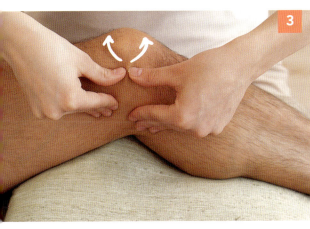
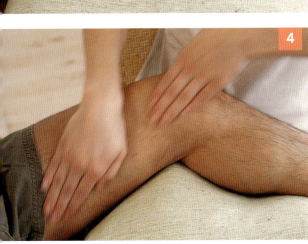
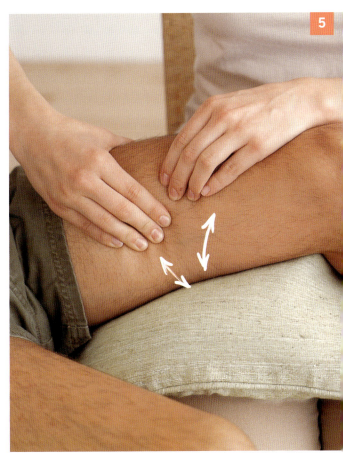

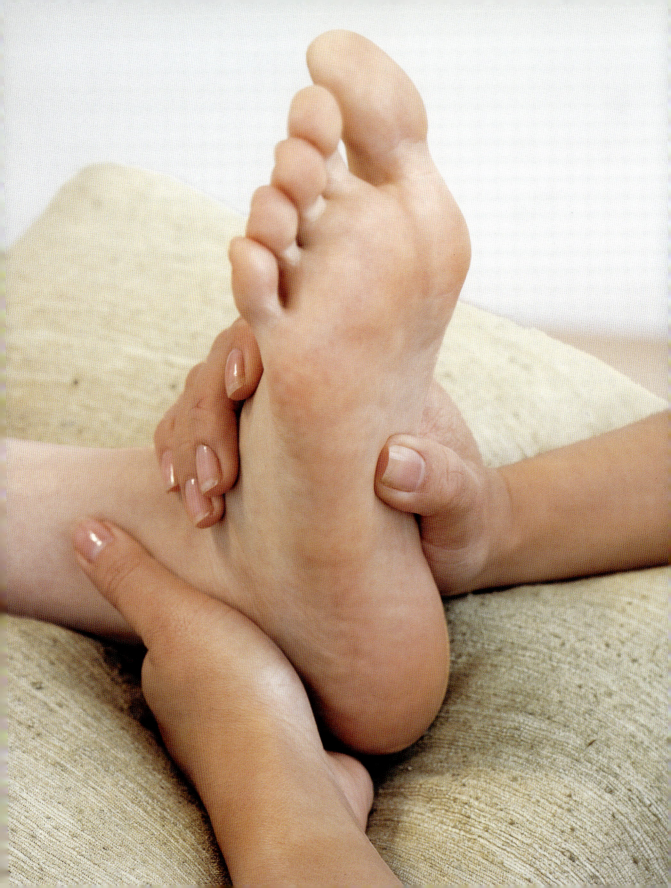

Beruhigen

Unsere armen Füße werden in Schuhe gezwängt, auf Absätze gehievt, sie laufen hin und her und treten für alles ein, nur nicht für unsere Prinzipien – und so ist es nicht verwunderlich, dass sie sich zur Wehr setzen. Befreien Sie sie aus ihren Gefängnissen und nehmen Sie ein Fußbad. Eine Fußmassage wirkt Wunder bei müden Füßen und fördert das allgemeine Wohlbefinden.

Positive Effekte

▶ Besänftigt schmerzende Füße

▶ Bearbeitet die Reflexzonen

▶ Weckt die Lebensgeister

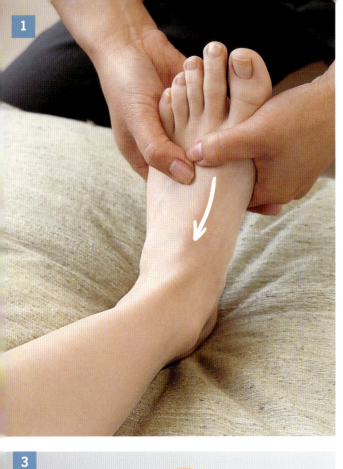

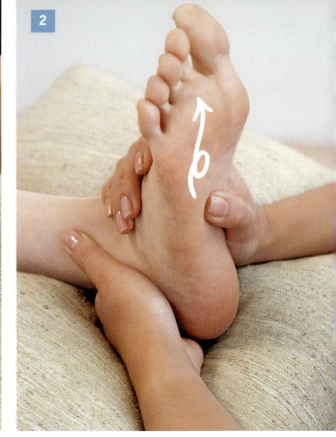

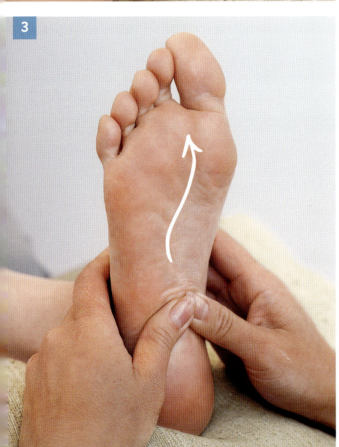

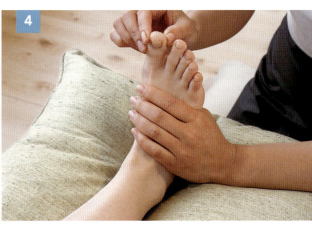

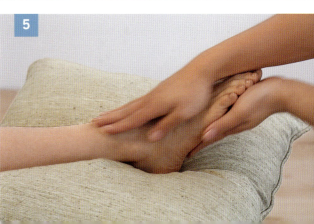

Fußmassage

Setzen Sie sich vor Ihren Partner, legen Sie den Fuß auf ein festes Kissen und bitten Sie ihn, folgende Schritte zuerst auf einem, dann auf dem anderen Fuß auszuführen.

1 Über die Furchen gleiten
Legen Sie die kräftigere Hand mit der Handfläche nach oben in die andere und drücken Sie die Seiten der Zeigefinger auf die Fußsohle Ihres Partners. Legen Sie den Daumen zwischen große und zweite Zehe und streichen Sie von den Zehen bis zum Fußgelenk über die Furche. Gleiten Sie sanft zurück und wiederholen Sie diesen Vorgang je dreimal zwischen den anderen Zehen.

2 Ristmassage
Beschreiben Sie mit dem Daumen tiefe, überlappende Kreise auf der Oberfläche der Fußsohle. Dann setzen Sie den Daumen oberhalb des Rists an und drücken in die Furche zwischen den Knochen, die zur großen und zweiten Zehe führen. Arbeiten Sie sich nach außen vor und kreisen Sie vom obersten Punkt des Rists bis zu den Zehen.

3 Über die Sohlen gleiten
Legen Sie die Daumen dicht nebeneinander und gleiten Sie mit festem Druck von der Mitte der Ferse über die Furchen des Ballens nach oben bis zwischen die Zehen. Lockern Sie den Druck und streichen Sie zurück zur Ferse. Wiederholen Sie den Vorgang zweimal.

4 Zehenwackeln
Pressen Sie Daumen und Zeigefinger zusammen und massieren Sie jede einzelne Zehe vom Ansatz bis zur Spitze. Dann bewegen Sie jede Zehe vor, zurück und im Kreis, wobei Sie mit kleinen Kreisen beginnen und spiralförmig immer größere Kreise beschreiben.

5 Über den Fuß wischen
Für einen sanften Abschluss legen Sie die Hände auf und unter den Fuß Ihres Partners und ziehen sie über die Zehen zu sich. Wiederholen Sie diesen Vorgang zweimal.

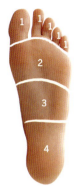

Reflexzonen: Der Fuß
Laut Reflexzonenmassage gibt es auch auf den Füßen Zonen, die mit bestimmten Körperteilen in Verbindung stehen. Die Zehen (Zone 1) korrespondieren beispielsweise mit Kopf und Nacken, während der Fußballen (Zone 2) mit Brust und Schultern, der Bereich unterhalb des Fußballens bis zur Mitte des Rists (Zone 3) mit den Organen unter den Rippen und der Bereich von der Mitte des Fußes bis zur Ferse (Zone 4) mit Unterleib und Becken verbunden sind (siehe auch die Reflexzonen der Hand auf S. 51).

Verbinden

Wird das Leben zu hektisch, dann neigen wir dazu, sogar unsere liebsten Beziehungen zu vernachlässigen. Eine Ganzkörpermassage bietet die Gelegenheit, einander wieder näherzukommen und bereitet beiden Partnern Vergnügen. Liebkosen Sie die Kurven, lindern Sie die Schmerzen und entdecken Sie einander von Neuem.

Positive Effekte

- ▸ Beruhigt überanstrengte Muskeln
- ▸ Steigert das allgemeine Wohlgefühl
- ▸ Bringt Sie Ihrem Partner näher

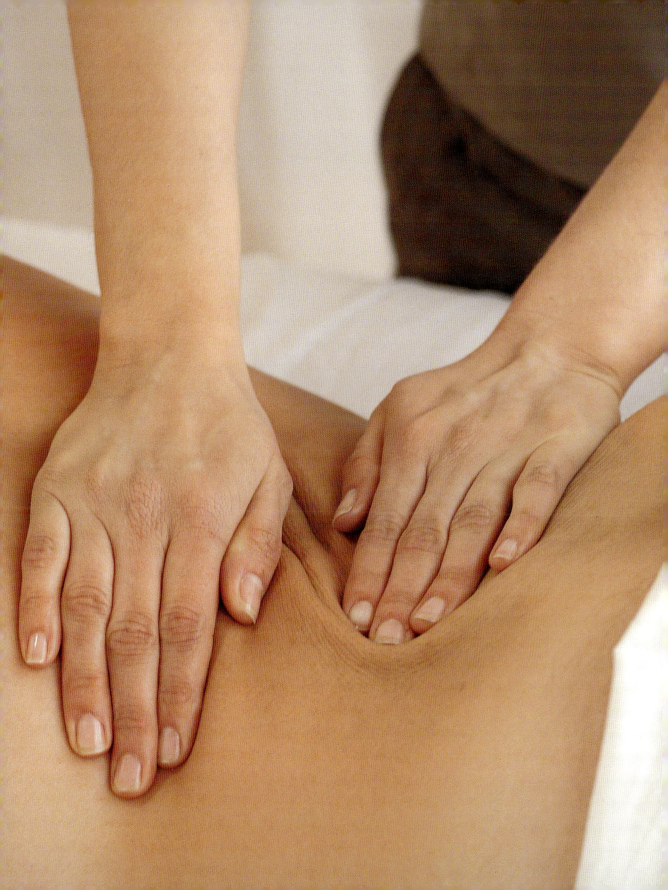

Liebevolle Massage

Bringen Sie Ihren Partner dazu, sich auf eine feste Unterlage zu legen, schieben Sie ein Kissen unter seinen Kopf und befolgen Sie die unten beschriebene Anleitung.

1 Über den Rücken gleiten

Wärmen Sie Massageöl in den Händen und verteilen Sie es auf dem Rücken und an den Seiten Ihres Partners. Dann drücken Sie die Hände auf beiden Seiten der Wirbelsäule auf und streichen von den Schultern bis zum unteren Rücken, wobei Sie die Fingerspitzen zusammenhalten und leichten Druck ausüben. An der Taille lassen Sie die Finger zu den Seiten wandern und ziehen sie entlang der Rippen zurück.

2 Kneten des Rückens

Legen Sie die Hände auf den unteren Rücken, beugen Sie das linke Knie, schieben Sie die linke Hand über den Rücken und ziehen Sie die rechte zu sich. Verlagern Sie das Gewicht, wenn Sie nach vorn greifen, um Ihren Rücken zu entlasten. Sind Ihre Hände an den entgegengesetzten Seiten angelangt, pressen Sie fest und ziehen Sie sie zur Mitte. Jetzt beugen Sie das rechte Knie, schieben die rechte Hand vor und ziehen die linke zurück. Wiederholen Sie diesen Vorgang zehnmal.

3 Kneten der Schultern und des Gesäßes

Greifen Sie über den Rücken Ihres Partner und kneten Sie die Muskeln zwischen Wirbelsäule und Schulterblatt. Greifen Sie dann über den Rücken und senken Sie die Fingerspitzen in die von Ihnen abgewandte Seite der Gesäßmuskulatur, lehnen Sie sich zurück und ziehen Sie die Hände abwechselnd zum Steißbein hin. Wiederholen Sie diesen Vorgang zehnmal und massieren Sie auch die andere Seite.

4 Energiegriff am unteren Rücken

Halten Sie die Hände für einen Moment über den unteren Rücken, setzen Sie sie dann sanft auf und wiegen Sie vor und zurück. Wechseln Sie zwischen Wiegen und Stillhalten. Achten Sie auf Wärme oder Kribbeln als Zeichen dafür, dass aufgestaute Energie freigesetzt wird. Heben Sie die Hände nach fünf Atemzügen langsam vom Rücken.

Aromatherapie: Massageöle
- Mischen Sie 10 Tropfen Ihres bevorzugten ätherischen Öls mit 50 ml Trägeröl, zum Beispiel Mandel, Jojoba oder Sesam, und kreieren Sie Ihr eigenes Massageöl.
- Zur Entspannung sollten Sie es mit Lavendel oder Kamille versuchen.
- Für eine ausgiebige Massage sollten Sie anregende Öle wie Pfefferminze oder Rosmarin verwenden.
- Weitere Anregungen für Massageöle finden Sie auf S. 13.

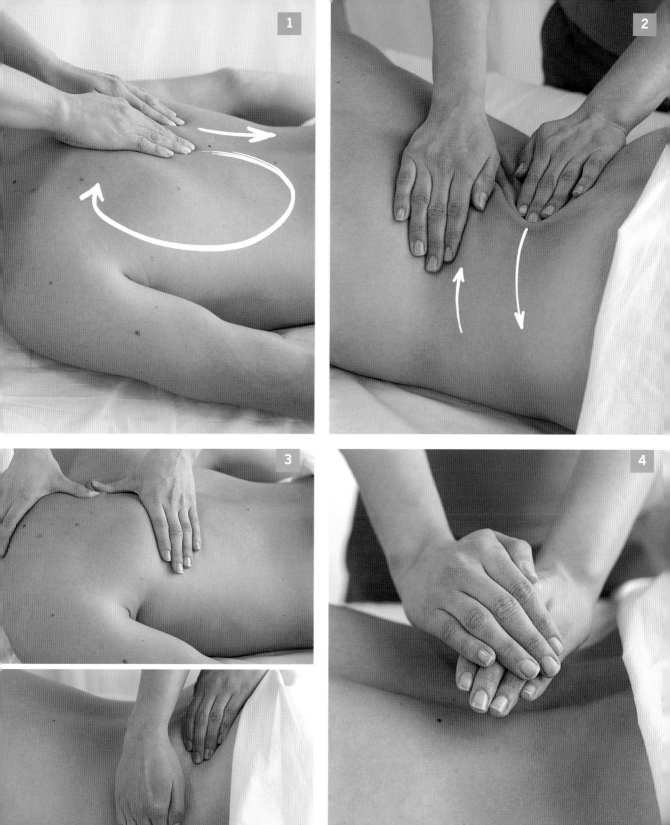

Reden Sie darüber

Befolgen Sie die goldene Regel der Massage und massieren Sie so, wie es Ihr Partner am liebsten hat. Vergewissern Sie sich bei der folgenden Sequenz, dass Sie sowohl die Arme als auch die Beine bearbeiten.

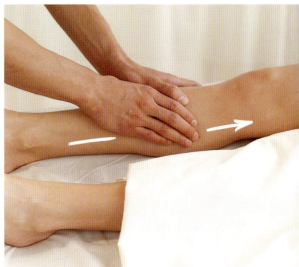

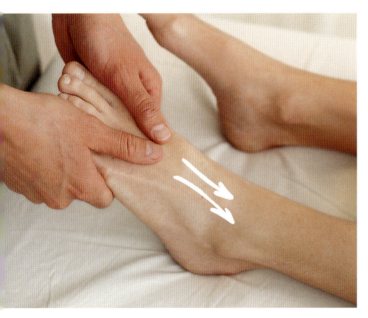

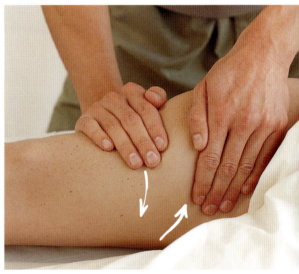

1 Über die Füße streichen
Massieren Sie beide Füße und probieren Sie verschiedene Handhaltungen, Streichbewegungen und Drucktechniken aus. Streichen Sie zuerst nach unten, pressen Sie die Daumen auf den Fußrücken und die Finger auf die Sohlen.

2 Über die Beine gleiten
Legen Sie die Hände auf das Fußgelenk, pressen Sie mit Fingern und Daumen und gleiten Sie hinauf zum Knie, dann vom Knie entlang der Oberschenkel nach außen zum Hüftknochen.

3 Oberschenkelmuskulatur
Massieren Sie die Oberschenkel, indem Sie mit den Händen entgegengesetzt ziehen und schieben. Beugen Sie abwechselnd die Knie, um Ihren Rücken zu schonen, wenn Sie an den Seiten abwärtsgleiten.

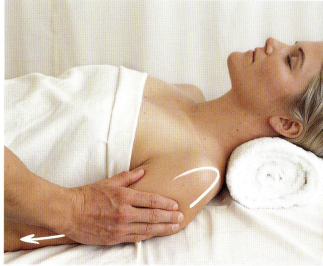

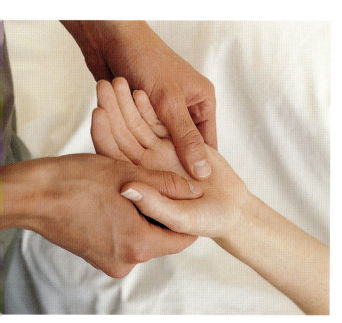

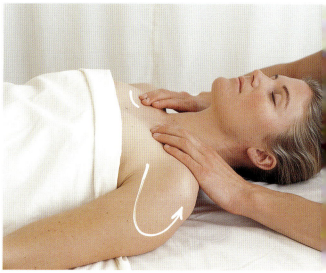

4 Über die Hände kreisen
Massieren Sie die Handflächen Ihres Partners, indem Sie mit den Daumen Kreise beschreiben. Bearbeiten Sie Daumen und Finger vom Ansatz bis zur Spitze mit kreisenden Bewegungen und reiben Sie sie zwischen Daumen und Zeigefinger.

5 Über die Arme gleiten
Stützen Sie den Unterarm Ihres Partners mit der linken Hand und umfassen Sie ihn mit der rechten, pressen Sie und gleiten Sie zur Schulter. Beschreiben Sie eine Kurve, streichen Sie sanft über den Arm hinunter und wiederholen Sie den Vorgang fünfmal.

6 Über die Brust streichen
Legen Sie die Finger flach auf das Brustbein und streichen Sie fünfmal über die Muskeln zu den Schultern und nach hinten bis zum Haaransatz.

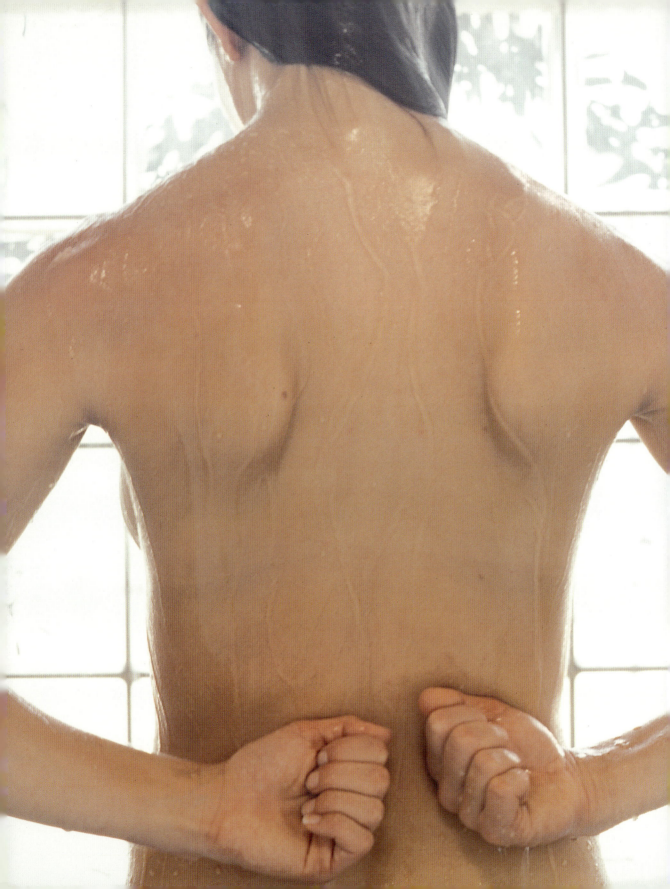

Beleben

Sollten Sie einmal über die Stränge geschlagen haben, dann vertreiben Sie den Kater und geben Sie den Energiemeridianen etwas Starthilfe. Mutter Natur braucht ein wenig Zeit, um die Kopfschmerzen und das flaue Gefühl im Magen zu vertreiben, aber eine heiße Dusche und eine entgiftende Massage können den Regenerationsprozess beträchtlich beschleunigen.

Positive Effekte

- ▶ Lindert Kopfschmerzen und Übelkeit
- ▶ Beschleunigt die Entgiftung
- ▶ Weckt die Lebensgeister

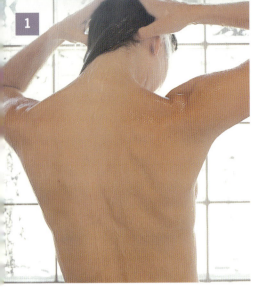

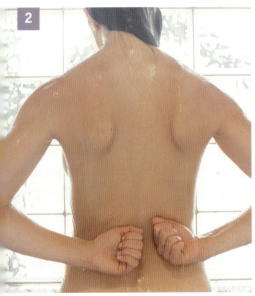

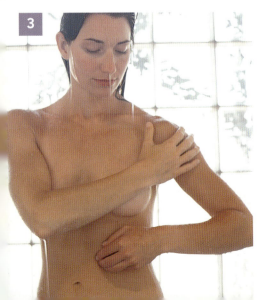

Klar werden

Sie fühlen sich am Morgen danach benommen? Nehmen Sie eine heiße Dusche und beleben Sie Körper und Geist mit folgenden einfachen Massagetechniken.

1 Kopf- und Nackenmassage

Um Übelkeit und Kopfschmerzen zu lindern, drücken Sie die Daumen in die Muskeln und Akupressurpunkte auf Kopf und Nacken. Am Haaransatz beginnend pressen Sie die Daumen an beiden Seiten der Wirbelsäule zwei Atemzüge lang, lösen den Druck und wandern einige Zentimeter seitwärts, wiederholen den Vorgang und arbeiten sich bis auf 2,5 cm hinter den Ohren vor. Kehren Sie dann zur Wirbelsäule zurück und massieren Sie die Nackenmuskeln.

2 Schläge auf die Nieren

Helfen Sie Ihren Entgiftungsorganen, indem Sie unterhalb der Rippen gefühlvoll gegen die Nieren trommeln, um Ablagerungen aufzubrechen. Beugen Sie sich leicht vor, greifen Sie nach hinten und pochen Sie zwölfmal sanft auf den Bereich unterhalb der Rippen.

3 Akupressurpunkt

Tasten Sie mit den Fingern nach dem klassischen Akupressurpunkt zur Linderung eines Katers. Dieser liegt am unteren Rand des Brustkorbs auf einer Linie mit den Brustwarzen. Suchen Sie nach einer leichten Einkerbung im Knochen, pressen Sie sanft nach oben zu den Rippen hin und halten Sie den Druck zehn Atemzüge lang aufrecht.

4 Lockern der Kopfmuskulatur

Um im Kopf angestaute Energien freizusetzen, pressen Sie die Handflächen drei Atemzüge lang auf den Schädel und lassen dann die Finger zehnmal kreisen. Verspannte, ausgetrocknete Muskeln können Kopfschmerzen hervorrufen. Lösen Sie die Spannungen, indem Sie über die ganze Kopfhaut hinweg drei Sekunden lang an den Haaren ziehen.

5 Reiben der Kopfhaut

Reiben Sie mit kräftigem Druck über die gesamte Kopfhaut. Waschen Sie abschließend Ihr Haar mit einem Shampoo, das einen belebenden Duft hat, wie zum Beispiel Grapefruit oder Rosmarin.

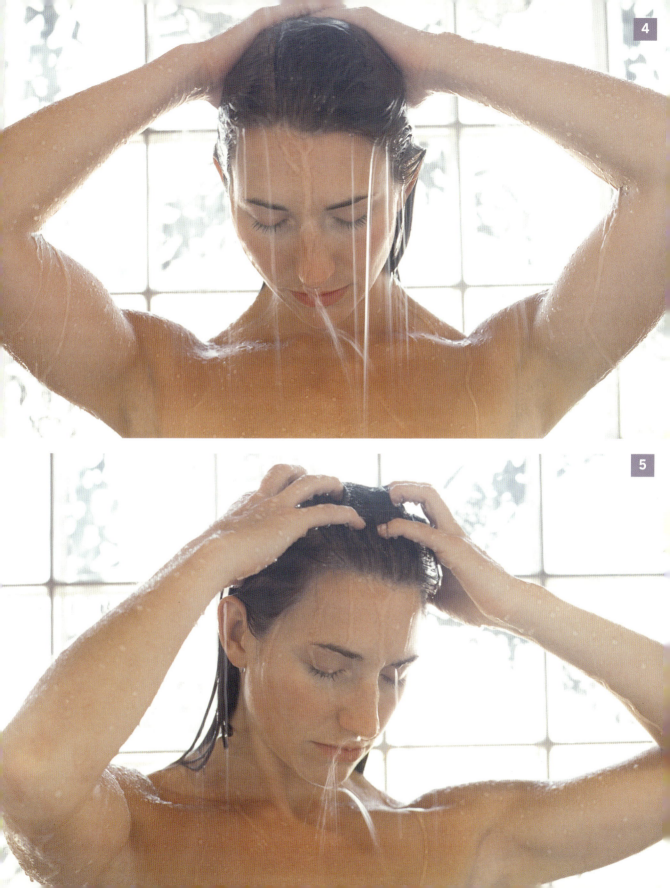

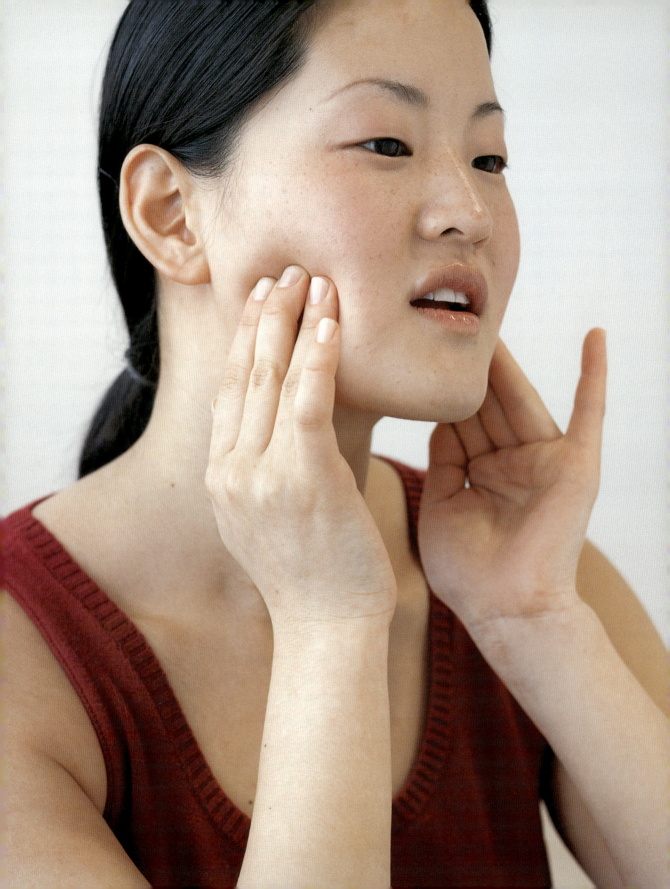

Aufmuntern

Ob wir nun Kinder großziehen, Überstunden im Büro schieben oder auch beides: Lange Arbeitstage zehren an unseren Kräften. Wir sind nicht dafür geschaffen, so hart zu arbeiten. Wenn Ihre Augen zufallen, aber keine Zeit ist für ein Nickerchen, dann laden Sie sich mit einer kurzen Massage wieder auf. Beleben Sie Ihre Geister, sammeln Sie Ihre Energie und arbeiten Sie weiter.

Positive Effekte

- ▶ Steigert den Energiehaushalt
- ▶ Erhöht die Konzentrationsfähigkeit
- ▶ Hellt Ihre Stimmung auf

Wiederherstellen

Wenn Ihre Kräfte schwinden, versuchen Sie Ihre Energien durch diese einfachen fernöstlichen Übungen wiederzuerlangen und Ihr müdes Gehirn anzukurbeln.

1 Auf den Arm klopfen
Laut Chinesischer Medizin verlaufen die Energiemeridiane über die Arme zu den Fingern und stehen mit den inneren Organen in Verbindung. Klopfen Sie mit lockeren Fäusten auf diese Linien, wobei Sie die Innenseite des Arms von der Achselhöhle zum Handgelenk und die Außenseite bis hinauf zur Schulter bearbeiten.

2 Auf den Kopf klopfen
Um den Kopf klar zu machen und sich auf das Denken zu konzentrieren, klopfen Sie mit halb geöffneter Faust leicht auf den Kopf. Die Linien der wichtigsten Energiemeridiane verlaufen über den Kopf und deren Stimulation steigert das Wohlbefinden.

3 Kinn und Kiefer
Öffnen Sie die Energiemeridiane und lockern Sie die Verspannungen, um Ihren Kreislauf zu stärken, indem Sie mit beiden Händen abwechselnd zwölfmal von der Kinnspitze zum Schlüsselbein streichen. Entspannen Sie daraufhin Ihren Kiefer und massieren Sie die Kiefermuskulatur mit tief eindringenden Kreisbewegungen.

4 Das Lächeln der Mona Lisa
Es mag überraschend klingen, aber Ihr Gesichtsausdruck kann Ihre Stimmung verändern. Lächeln Sie doch ein wenig, um Ihren Geist zu heben, atmen Sie tief, legen Sie die Zeigefinger in die Mundwinkel und ziehen Sie diese leicht nach oben. Lassen Sie wieder los und wiederholen Sie dieses Lächeln zehn- bis zwanzigmal, bis Sie das Lächeln der Mona Lisa fühlen.

Wieder in Schwung bringen
- Beleben Sie Ihre Energien mit einer Duftlampe mit Rosmarin- oder Bergamottöl.
- Trockene Augen führen zur Ermüdung des ganzen Körpers. Kreisen Sie mit den Fingerspitzen sanft über die geschlossenen Augen.
- Die Chinesische Medizin betrachtet die Nieren als Energiereservoir. Lehnen Sie sich vor und reiben Sie sanft mit den Handflächen über die Nieren und den unteren Rücken.

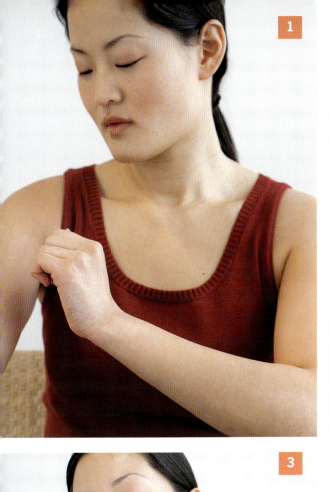
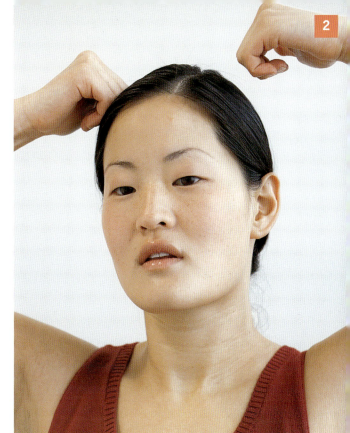
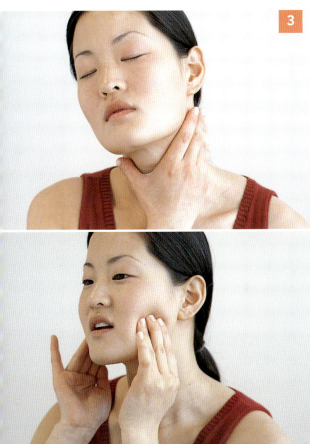
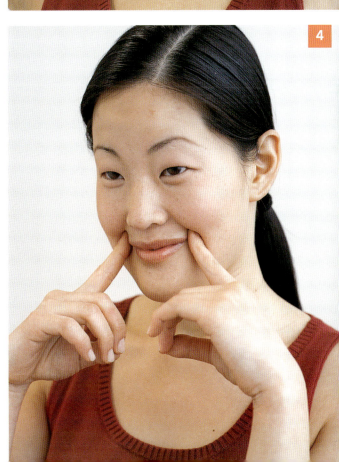

Erholen

Stress kann uns regelrecht umbringen, in unserer schnelllebigen Gesellschaft trägt man ihn jedoch wie eine Ehrenmedaille vor sich her. Beim Wettlauf um den besten Posten gibt es keine Sieger. Der Schlüssel liegt darin, das innere Gleichgewicht zu finden, sich Zeit zu nehmen und abzuschalten. Berührung ist ein äußerst wirksames Mittel, um aus dem Rennen auszusteigen und ins wirkliche Leben zurückzufinden.

Positive Effekte

- ▶ Baut Stress ab
- ▶ Erhöht die Konzentrationsfähigkeit
- ▶ Bringt Ruhe in Ihren Tagesablauf

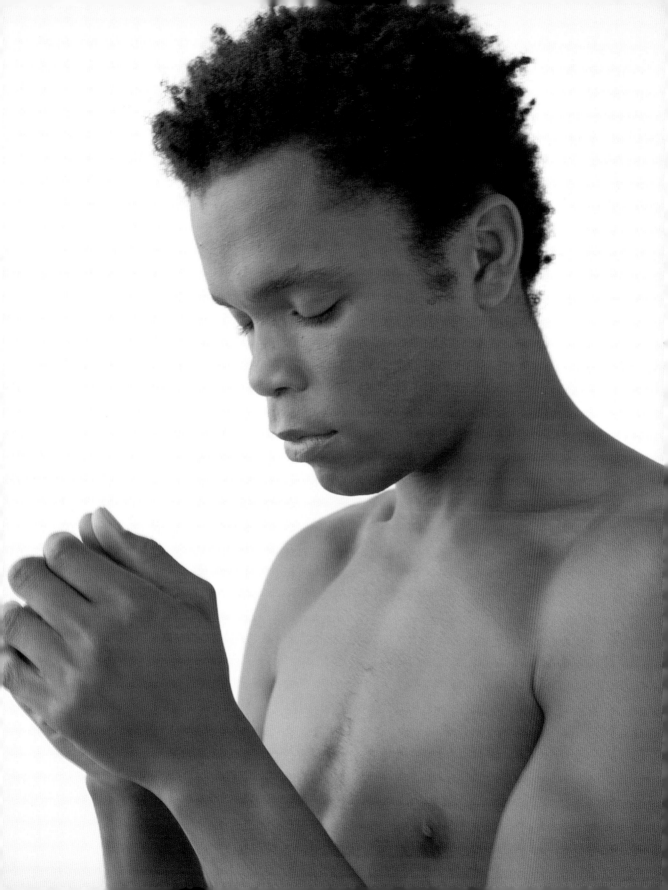

Stress abbauen

Suchen Sie einen bequemen Platz, wie zum Beispiel ein Futon auf dem Boden, und bitten Sie einen Freund, diese Schritte zu befolgen und den Stress wegzumassieren.

1 Energiegriff am Kopf und Gesichtsmassage
Reiben Sie die Hände aneinander und legen Sie sie mit den Daumen nach oben hinter die Ohren Ihres Partners. Stellen Sie sich vor, wie Sie Wärme und Energie übertragen. Drücken Sie nicht, halten Sie den Kopf etwa eine Minute lang ganz leicht. Als Nächstes streichen Sie mit Daumen und Fingern über Stirn, Wangen und Kiefer auf die Ohren zu. Ziehen Sie die Fingerspitzen sanft über Lippen, Nase und Ohren.

2 Über die Hand gleiten
Halten Sie die Hand Ihres Partners drei Atemzüge lang zwischen den Händen. Gleiten Sie dann dreimal von den Handgelenken zu den Fingerspitzen, wobei Sie ganz behutsam pressen und ziehen.

3 Fußmassage
Um eine Stress abbauende Massage zu geben, massieren Sie mit dem Daumen in kreisenden Bewegungen die Unterseite des Fußes Ihres Partners. Dann streichen Sie mit der Hand über das Fußgelenk in die Wadenmuskulatur und quetschen diese mit Daumen und Fingern. Fragen Sie Ihren Partner, ob Sie zu starken Druck ausüben, und wiederholen Sie den Vorgang mit dem anderen Fuß.

4 Energetisches Wiegen
Um den Energiehaushalt Ihres Partners ins Gleichgewicht zu bringen und ihm beim Entspannen (oder Einschlafen) zu helfen, legen Sie die rechte Hand unter seinen Nabel und die linke auf seine Stirn. Wiegen Sie die rechte Hand sanft hin und her, wobei Sie gerade so viel Druck ausüben, dass sich seine Hüften mitbewegen. Machen Sie das 20 Sekunden lang, halten Sie 20 Sekunden still und wiederholen Sie den Vorgang einige Minuten lang, bis Ihr Partner zufrieden seufzt – oder schnarcht!

Beruhigende Düfte
- Verspüren Sie Angst, beruhigen Sie Ihren Geist mit einem Tropfen Bergamott-, Jasmin-, Patchouli- oder Rosenöl auf einem Taschentuch.
- Ein kalter Waschlappen gegen die Stirn gedrückt wirkt belebend; tränken Sie den Lappen in Wasser mit 5 Tropfen ätherischem Öl.
- Oder nehmen Sie ein belebendes heißes bzw. kaltes Fußbad mit 5 Tropfen Pfefferminzöl. Um sich wirklich zu entspannen, nehmen Sie ein heißes Bad mit 5 bis 10 Tropfen Lavendel- oder Kamillenöl.

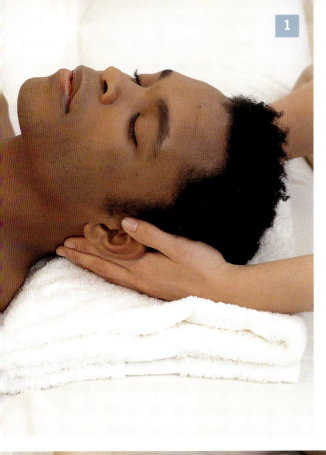
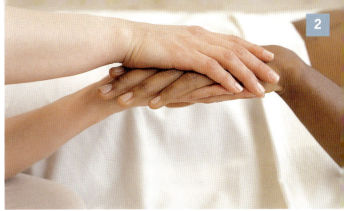
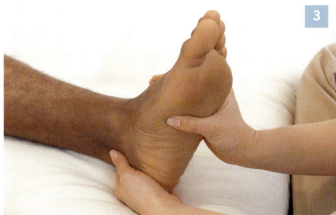
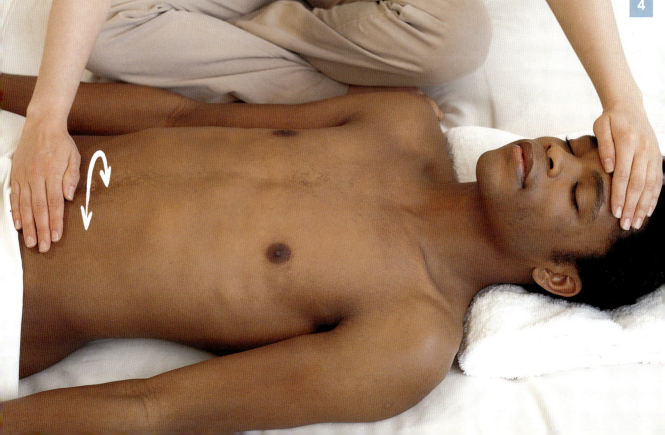

Selbsthilfe

Wenn Sie gestresst sind und keine Zeit für eine Massage haben, können Sie sich selbst helfen. Entspannen Sie sich und laden Sie sich wieder auf. Alles, was Sie benötigen, ist Ihr Körper (und vielleicht einen Golfball).

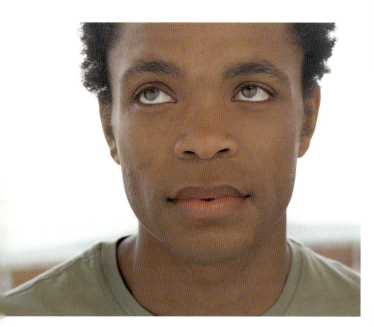

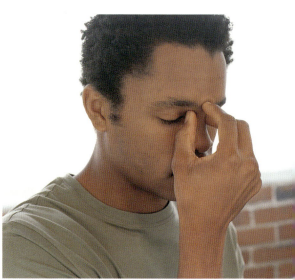

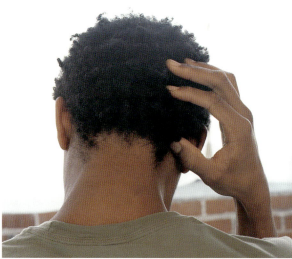

1 Augenübung

Hält man die Augen lange Zeit in derselben Position, so ermüdet der ganze Körper. Sie können Anspannungen der Augen vermindern, indem Sie den Kopf still halten und nach oben, unten, rechts und links blicken und dabei einen Atemzug lang die jeweilige Augenstellung beibehalten. Sie können diese Übung je nach Belieben mit offenen oder geschlossenen Augen ausführen.

2 Nasenkniffe

Um das Atmen zu erleichtern und die Energiemeridiane anzuregen, kneifen Sie mehrmals die Nasenwurzel, während Sie dreimal tief durchatmen. Dann reiben Sie in Kreisen über die Seiten der Nase.

3 Nackenmassage

Pressen Sie den rechten Daumen in der Nähe des rechten Ohrs am Haaransatz gegen den Kopf, nicken Sie drei- bis sechsmal und arbeiten Sie sich entlang des Schädelrands zur Wirbelsäule vor.

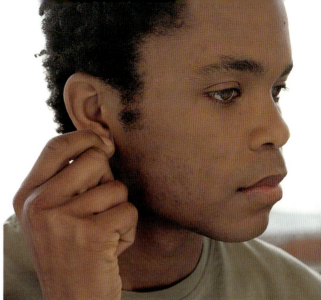

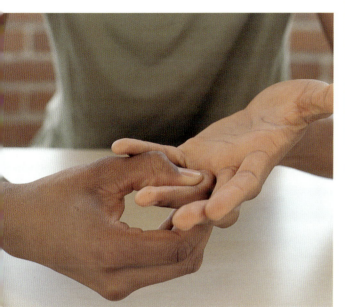

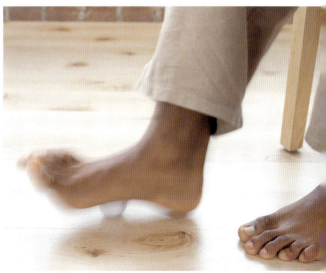

4 Fingermassage

Laut Chinesischer Medizin kann das Massieren der Finger dabei helfen, die Gefühle in den Griff zu bekommen. Versuchen Sie es und drücken, reiben oder halten Sie den Daumen, um Sorgen zu vermindern, den Zeigefinger gegen Depressionen, den Mittelfinger gegen Ungeduld, den Ringfinger gegen Wut und den kleinen Finger gegen Angst.

5 Reflexpunkte der Ohren

Auf dem Ohr befinden sich über 100 Reflexpunkte. Massieren Sie diese Punkte: die Ohrläppchen für den Kopf, den mittleren Teil des Ohrs für den Rumpf und den oberen Teil für den Unterleib.

6 Fußmassage

Rollen Sie einen Fuß über einen Golfball. Regen Sie die Reflexzonen für den ganzen Körper an, indem Sie mit der gesamten Fläche über den Ball rollen und ihn mit den Zehen greifen und drücken.

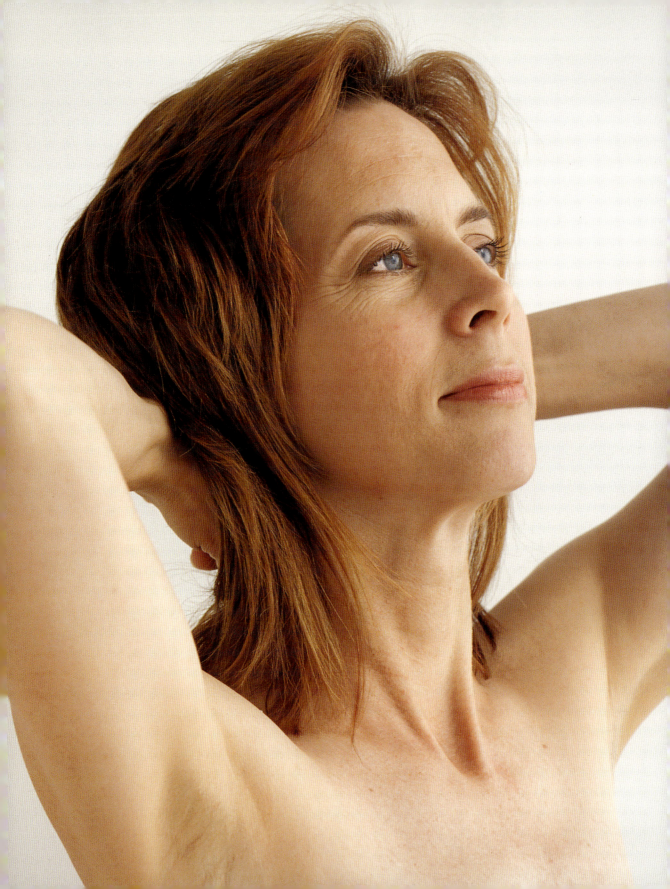

Entfliehen

Reisen, ob beruflich oder zum Vergnügen, kann den Körper schwer belasten, von Thrombosen, die durch Inaktivität ausgelöst werden, bis zu den Unannehmlichkeiten des Jetlags. Mit einigen Vorbereitungen und Massagegriffen können Sie die negativen Auswirkungen des Reisens jedoch vermindern. Wo auch immer Ihr Reiseziel liegen mag, Sie werden in guter Verfassung ankommen.

Positive Effekte

- ▶ Vertreibt die Müdigkeit nach Reisen
- ▶ Fördert die Beweglichkeit der Beine
- ▶ Verbessert Durchblutung und Atmung

Im Flugzeug

Langes Sitzen kann dazu führen, dass die Muskeln versteifen und schlecht durchblutet werden. Machen Sie deshalb im Flugzeug folgende Dehnungsübungen:

1 Atmen und Dehnen der Rippen

Das Dehnen des Oberkörpers mit tiefen Atemzügen verbessert die Sauerstoffversorgung und wirkt der Schlappheit sowie den Verspannungen beim Reisen entgegen. Sitzen Sie mit Blick nach vorn und greifen Sie mit der rechten Hand über die Brust nach der linken Armlehne. Beugen Sie sich nach rechts, strecken Sie sich fünf Atemzüge lang durch und wiederholen Sie dies auf der anderen Seite.

2 Dehnen des Brustkorbs

Um die Durchblutung anzuregen und die Brust zu öffnen, drücken Sie beide Ellbogen fest gegen die Rückenlehne, die Brust nach vorn, und atmen dreimal tief durch. Entspannen Sie sich, krümmen Sie den Rücken und wiederholen Sie diesen Vorgang drei- bis fünfmal.

3 Druckmassage und »Fußalphabet«

Fördern Sie die Durchblutung der Beine, indem Sie die aus dem Gebiet des Sports stammende Technik der Druckmassage anwenden. Verschränken Sie die Beine und massieren Sie mit den Handballen in gleichmäßigen, pumpenden Streichbewegungen die Wadenmuskulatur vom Knöchel zum Knie. »Zeichnen« Sie mit der großen Zehe die Buchstaben des Alphabets und wechseln Sie dann zum anderen Bein.

4 Druckmassage an den Oberschenkeln

Umfassen Sie mit der rechten Hand den linken Arm, drücken Sie mit der Faust kräftig auf die Oberschenkel, lösen Sie den Druck wieder und massieren Sie auf diese Weise die gesamte Muskulatur, wobei Sie rhythmisch vor- und zurückwippen, um Ihr Gewicht mit ins Spiel zu bringen. Beginnen Sie oberhalb des Knies, drücken Sie, heben Sie die Faust und arbeiten Sie sich Zentimeter für Zentimeter zur Hüfte vor. Wiederholen Sie den Vorgang mit dem anderen Bein.

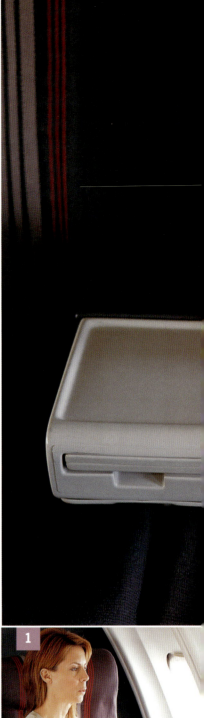
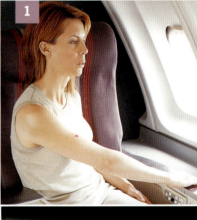

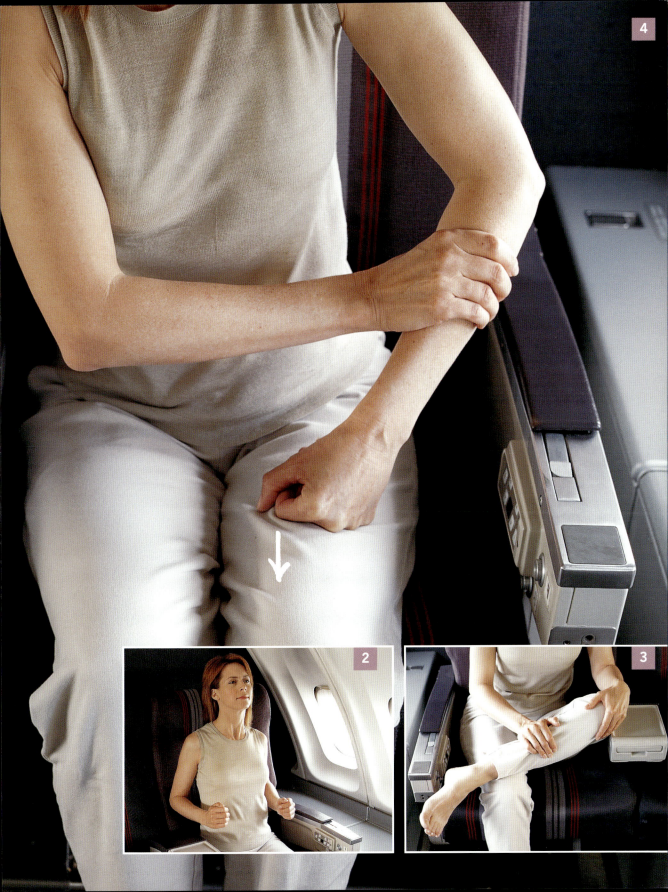

Gute Reise!

Bitten Sie einen Freund, Sie zu massieren, um Reisebegleiterscheinungen wie Kopfschmerzen von überfüllten Flugzeugen und steife Glieder vom Schleppen des Reisegepäcks zu lindern.

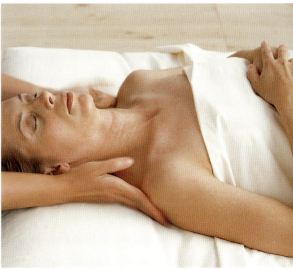

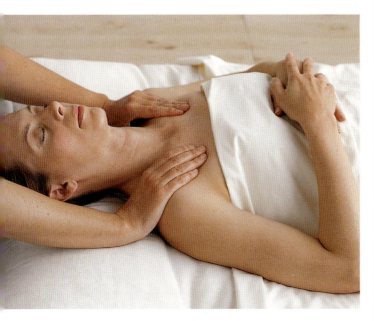

1 Brustmassage

Sitzen oder knien Sie hinter Ihrem Partner, wärmen Sie Massageöl in den Händen, legen Sie die Hände auf seine Schultern, drücken Sie die Finger flach auf die Brustmuskulatur und schieben Sie die Hände zu den Armen hin. Drücken Sie nicht auf das Schlüsselbein. Vervollständigen Sie diese Abfolge durch die Schritte 2 und 3.

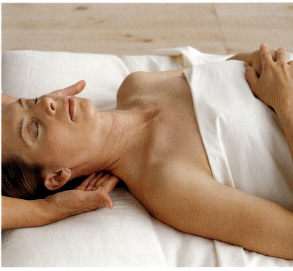

2 Pressen der Schultern

Als Nächstes streichen Sie mit den Fingern rund um die Schultern, lassen sie daruntergleiten, pressen die Fingerspitzen fest in die Muskeln und ziehen die Hände nach innen zum Nackenansatz.

3 Nackenmassage

Drücken Sie an beiden Seiten der Wirbelsäule auf die Muskeln am Nackenansatz und streichen Sie zum Schädel hin. Kreisen Sie mit den Fingerspitzen von der Wirbelsäule nach außen.

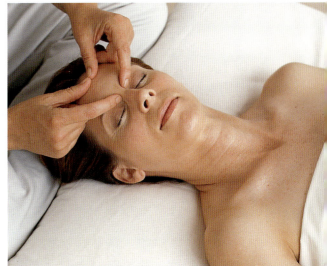

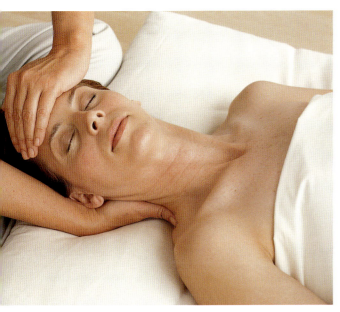

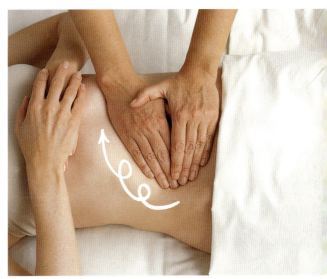

4 Energiegriff gegen Kopfschmerzen

Legen Sie Daumen und Finger der rechten Hand an beiden Seiten der Wirbelsäule auf den Nackenansatz Ihres Partners, ohne Druck auszuüben. Lassen Sie die linke Hand sanft auf seiner Stirn ruhen, während er zehn tiefe Atemzüge nimmt. Streichen Sie abschließend in leichten, wischenden Bewegungen über seine Stirn.

5 Druckmassage der Nase

Tasten Sie mit dem Zeigefinger nach der Einkerbung oberhalb der Nasenwurzel. Lassen Sie die Fingerspitzen dort drei Atemzüge lang sanft vibrieren und daraufhin auch am äußeren Rand der Nasenlöcher.

6 Bauchmassage

Drücken Sie äußerst behutsam die Muskeln zwischen Nabel und rechter Hüfte, Massieren Sie im Uhrzeigersinn in kleinen Kreisen am Rand der Rippen entlang und zur linken Hüfte hinab.

Alles geben

Sie wollen hart sein, Höchstleistungen erbringen und Verletzungen vermeiden. Sportmassagetechniken bereiten Sie auf den Tag vor und beheben am Abend die Schäden, indem sie Schmerzen lindern, den Kreislauf anregen und verklebte Muskelfasern trennen, die Kraft und Ausdauer beeinträchtigen. Gehen Sie also hinaus und geben Sie alles!

Positive Effekte

- ▶ Wärmt Sie auf oder kühlt Sie aus
- ▶ Erhöht Ausdauer und Kraft
- ▶ Beugt Verletzungen vor

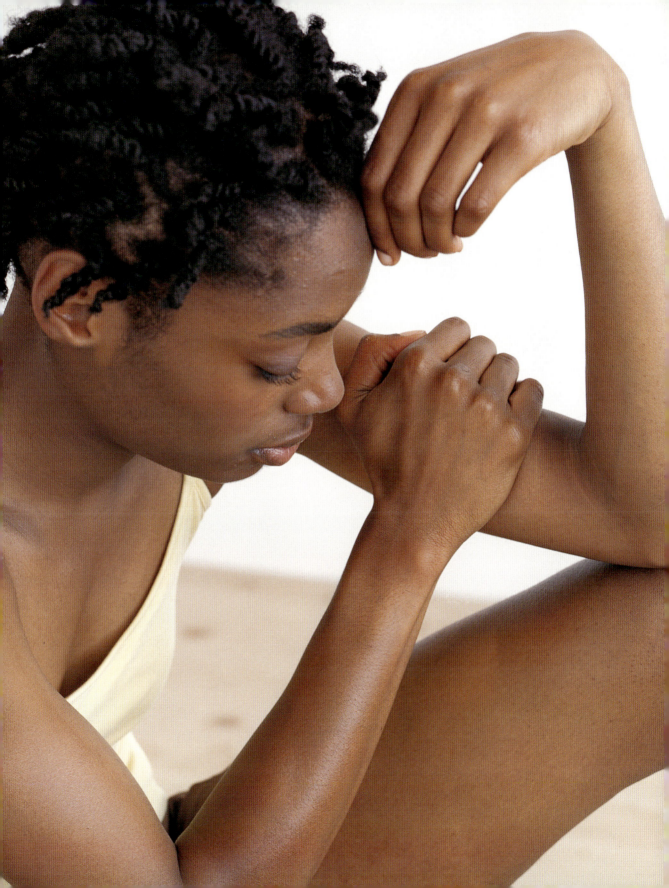

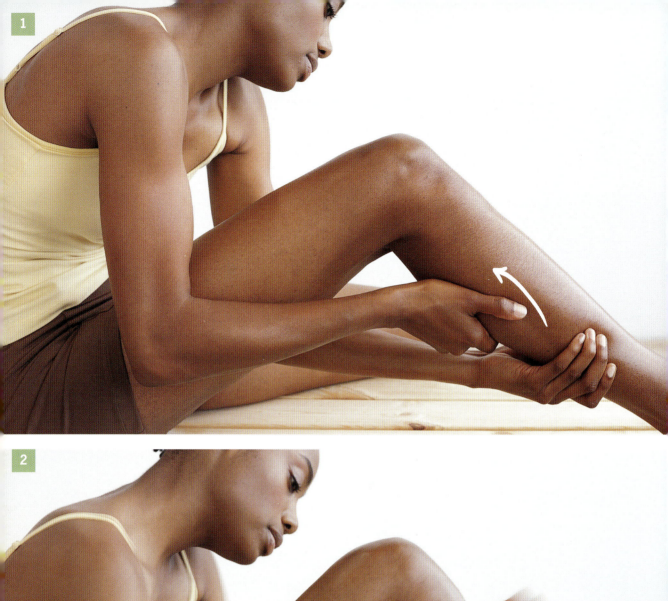

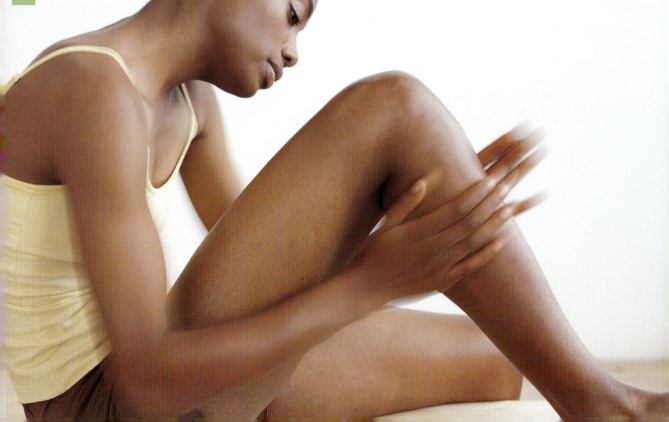

Sportmassage

Eine Massage vor, während oder nach einem Training ist äußerst empfehlenswert. Befolgen Sie diese Schritte, um die Beinmuskulatur zu lockern.

1 Über die Waden gleiten
Legen Sie die Zeigefinger und Daumen eng um die Wade und ziehen Sie mit beiden Händen abwechselnd zehnmal vom Fußgelenk zum Knie, um die Flüssigkeiten zum Herz zu transportieren.

2 Über die Waden rollen
Pressen Sie die Handflächen fest auf die Hinterseite der Wade und ziehen Sie 30 Sekunden lang eine Hand rasch nach oben und die andere gleichzeitig nach unten, wodurch eine Rollbewegung entsteht.

3 Druckmassage an den Waden
Rhythmische Druckbewegungen lösen angestaute Flüssigkeiten und lindern Schmerzen. Drücken Sie mit dem Handballen, lassen Sie los und wiederholen Sie diese Massage zehnmal vom Knöchel zum Knie.

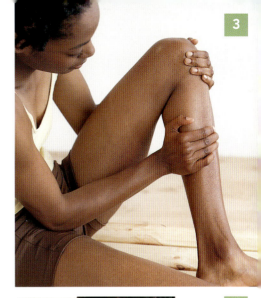

4 Kniesehnenmassage
Verhärtete Kniesehnen machen Sie langsam, schwächen die Beine und Sie ermüden rascher. Lösen Sie die Spannungen, indem Sie die Muskeln an der Unterseite des Oberschenkels greifen und locker hin- und herbewegen, wobei Sie sich am Oberschenkel hinauf- und hinunterarbeiten und die Hand wechseln, falls sie ermüdet.

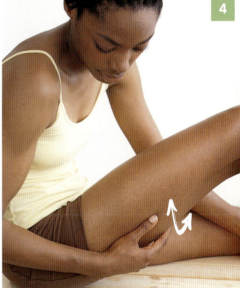

5 Druckmassage am Quadrizeps
Massieren Sie Schmerzen verursachende Milchsäure und Reste des Stoffwechsels heraus, indem Sie den Quadrizeps an der Oberseite der Oberschenkel drücken. Pressen Sie beide Handflächen auf diesen Muskel und quetschen Sie ihn mit Pumpbewegungen zum Knochen hin. Lösen Sie den Druck und wandern Sie weiter, vom Knie bis zur Hüfte. Setzen Sie Ihr Gewicht ein: Wiegen Sie sich beim Pressen nach vorne und lehnen Sie sich beim Lockern des Druckes nach hinten.

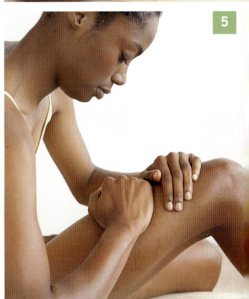

Armmassagen

Druckmassagen fördern die Durchblutung und Reiben quer zum Faserverlauf löst schmerzhafte Muskelkrämpfe sowie verklebtes Muskelgewebe. Achten Sie darauf, stets beide Arme zu massieren.

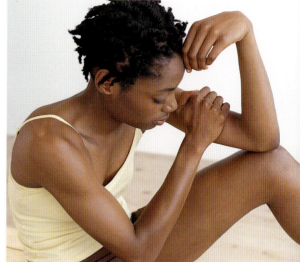

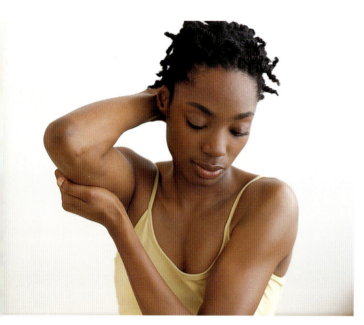

1 Druckmassage am Trizeps

Um schmerzhafte Stoffwechselnebenprodukte auszuspülen, pressen Sie mit Handballen und Fingern den Trizeps an der Unterseite des Arms. Lassen Sie los, wiederholen Sie den Vorgang, beginnen Sie am Ellbogen und arbeiten Sie sich langsam bis zur Achselhöhle vor.

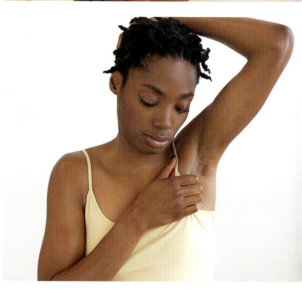

2 Druckmassage am Bizeps

Legen Sie die Handfläche auf die Innenseite des Bizeps, die Finger um den Oberarm und drücken Sie Handballen und Finger zusammen.

3 Brustmuskulatur

Legen Sie eine Hand auf den Hinterkopf, senken Sie die Fingerspitzen in den vorderen Rand der Achselhöhle, um unter die Brustmuskulatur zu gelangen, drücken Sie Daumen und Finger zusammen und arbeiten Sie sich nach unten vor.

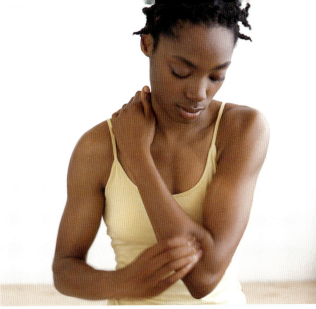

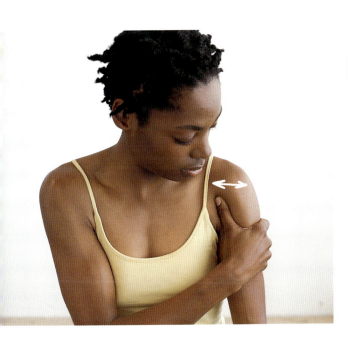

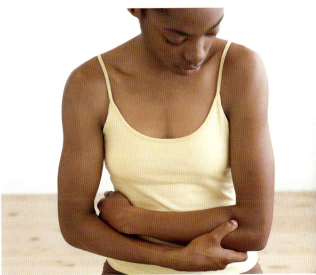

4 Oberarm

An der Vorderseite des Arms liegen seilartige Muskeln, die sich verhärten können. Reiben Sie mit dem Daumen quer zum Faserverlauf über diese Muskelstränge, wobei Sie direkt unterhalb des Schlüsselbeins beginnen sich zur Innenseite des Ellbogens weiterzuarbeiten (nähere Informationen über das Reiben quer zum Faserverlauf siehe S. 17)

5 Unterarm

Senken Sie die Finger in die Muskeln an der Oberseite des Unterarms und reiben Sie über die Muskelstränge. Lockern Sie den Griff und wandern Sie weiter vom Ellbogen zum Handgelenk.

6 Schmerzende Stellen

Untersuchen Sie Ihren Arm auf wunde Stellen. Haben Sie eine gefunden, atmen Sie ein und drücken Sie beim Ausatmen dreimal 10 bis 30 Sekunden lang mit dem Daumen auf diese Stelle.

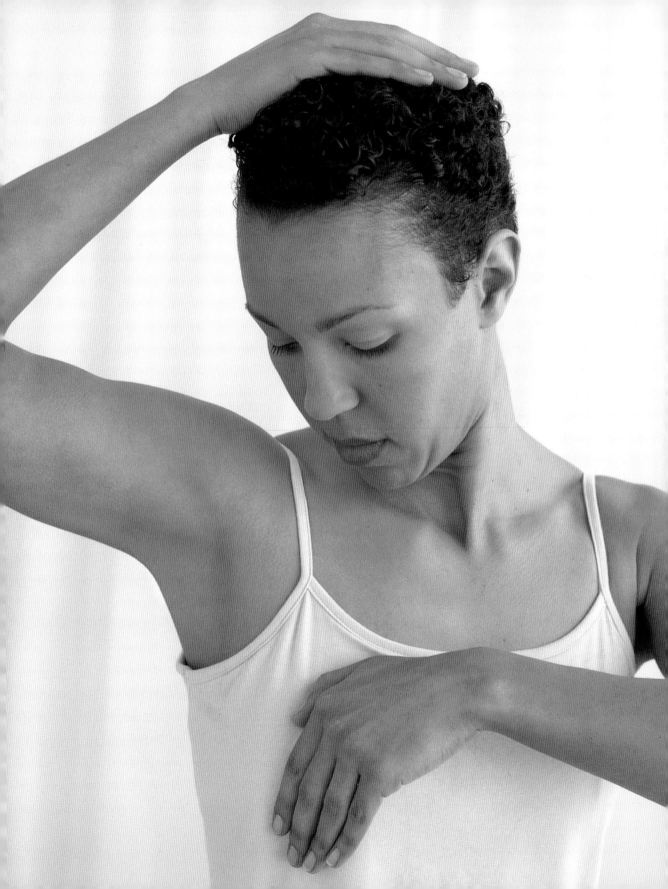

Lindern

Der Menstruationszyklus ist ein naturgegebener und unausweichlicher Bestandteil im Leben einer Frau und verursacht oft Schmerzen. Durch Berührungen können Sie an diesen sensiblen Tagen enger mit Ihrem Körper in Kontakt kommen und Schwellungen wegstreichen. Massagen lösen die Krämpfe und wirken auch allen anderen prämenstruellen Symptomen entgegen.

Positive Effekte

- ▶ Vermindert menstruelle Schwellungen
- ▶ Vermindert prämenstruelle Symptome
- ▶ Vermindert Menstruationsschmerzen

Entspannen Sie sich

Finden Sie einen ruhigen Ort und probieren Sie folgende einfache Techniken aus, die dazu dienen, Menstruationsbeschwerden in Brüsten, Rücken und Bauch zu lindern.

1 Über die Brustlymphgefäße streichen

Lindern Sie die Schmerzen der angeschwollenen Brüste mit sanften Streichbewegungen. Üben Sie mit der Seite des Zeigefingers leichten Druck aus und streichen Sie sechsmal von der Mitte der Brust zur Achselhöhle, hinauf zum Schlüsselbein, zum Brustbein und nach unten. Wiederholen Sie diesen Vorgang an der anderen Brust.

2 Kniemassage

Kreisende Kniemassagen können Schmerzen im unteren Rücken lindern. Legen Sie sich rücklings flach auf den Boden, ziehen Sie die Knie zur Brust und lassen Sie sie zehnmal von einer Seite zur anderen und wieder zurück über den Bauch kreisen.

3 Dehnen des unteren Rückenbereichs

Knien Sie sich hin, setzen Sie sich auf die Fersen und legen Sie den Kopf sowie die Arme mit den Handflächen nach oben auf den Boden. Atmen Sie fünfmal tief in den unteren Rückenbereich hinein.

4 Taille und Energiegriff

Um Bauchschmerzen zu lindern, legen Sie die Fußsohlen aneinander, umfassen sie mit den Händen, atmen ein, beugen sich beim Ausatmen langsam nach vor, krümmen den Rücken, bewegen die Stirn, so weit es für Sie angenehm ist, auf die Füße zu und bleiben Sie drei bis fünf Atemzüge lang in dieser Stellung.

Legen Sie sich flach auf den Boden, reiben Sie die Hände aneinander, bis sie warm sind, und legen Sie sie dann auf Ihren Bauch, die rechte Hand unter den Nabel und die linke darüber. Wiegen Sie den Rumpf etwa zwanzig Sekunden lang sanft von einer Seite zur anderen. Halten Sie zwanzig Sekunden lang still und stellen Sie sich vor, wie die Wärme Ihrer Hände die Schmerzen lindert.

Rettende Düfte

- Düfte können viele Menstruationsbeschwerden lindern. Gegen Depressionen und Stimmungsschwankungen geben Sie 3 Tropfen Bergamott-, Jasmin-, Lavendel- oder Sandelholzöl in etwas Wasser und verwenden es mit einem Zerstäuber.
- Um angestaute Flüssigkeiten abzubauen, lösen Sie 5 Tropfen Patchouli- oder Rosmarinöl in 2 Teelöffeln Massageöl auf und massieren damit Ihren Bauch.
- Kalte Kompressen wirken krampflösend. Geben Sie 3 Tropfen Muskatellersalbei- oder Kamillenöl in kaltes Wasser, tauchen Sie ein Handtuch ein, wringen Sie es aus und legen Sie es auf ihren Bauch.

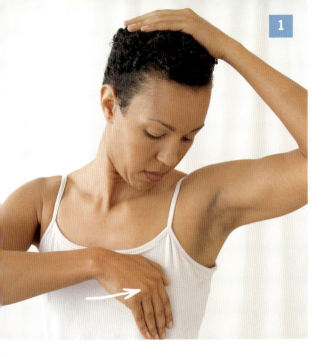
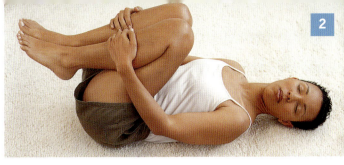
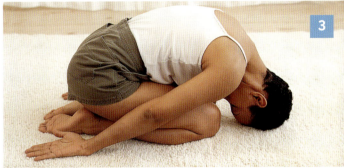
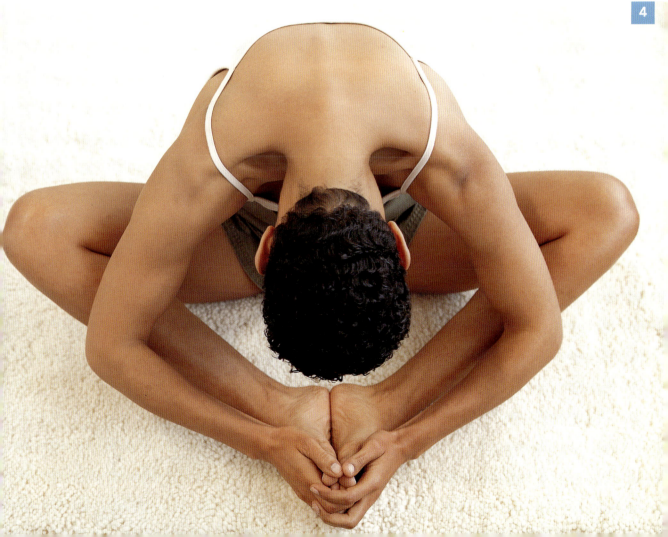

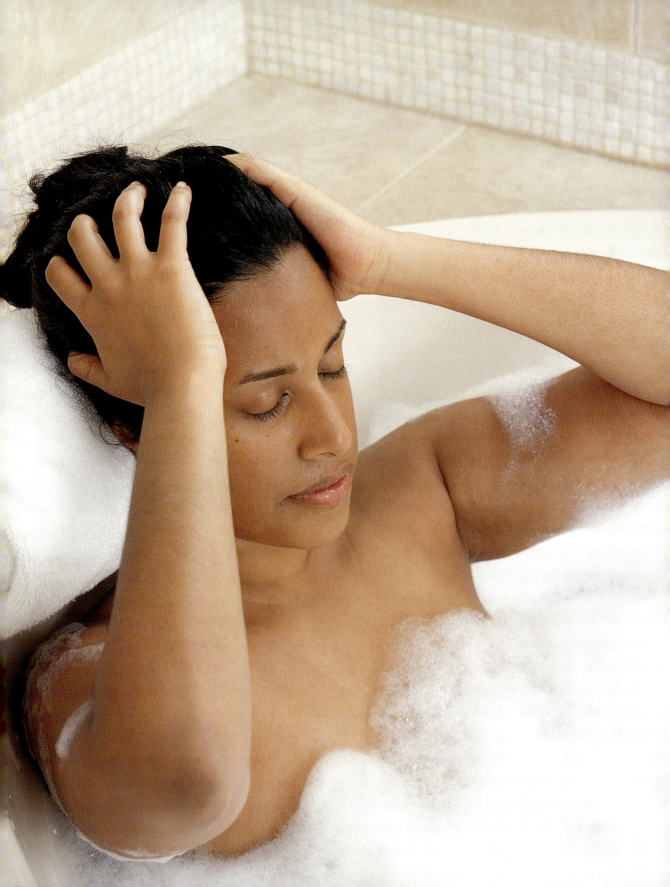

Abschalten

Sie haben den Tag bestens genutzt, aber jetzt ist es an der Zeit, loszulassen. Ein heißes Bad lockert verspannte Muskeln. Versinken Sie in den mit exotischen Düften versüßten heißen Dämpfen und waschen Sie die Sorgen des Tages weg. Verwöhnen Sie sich mit einer beruhigenden Selbstmassage, während Sie in der Badewanne liegen.

Positive Effekte

- Lässt Sie die Sorgen vergessen
- Löst die Anspannungen des Tages
- Hilft Ihnen beim Abschalten

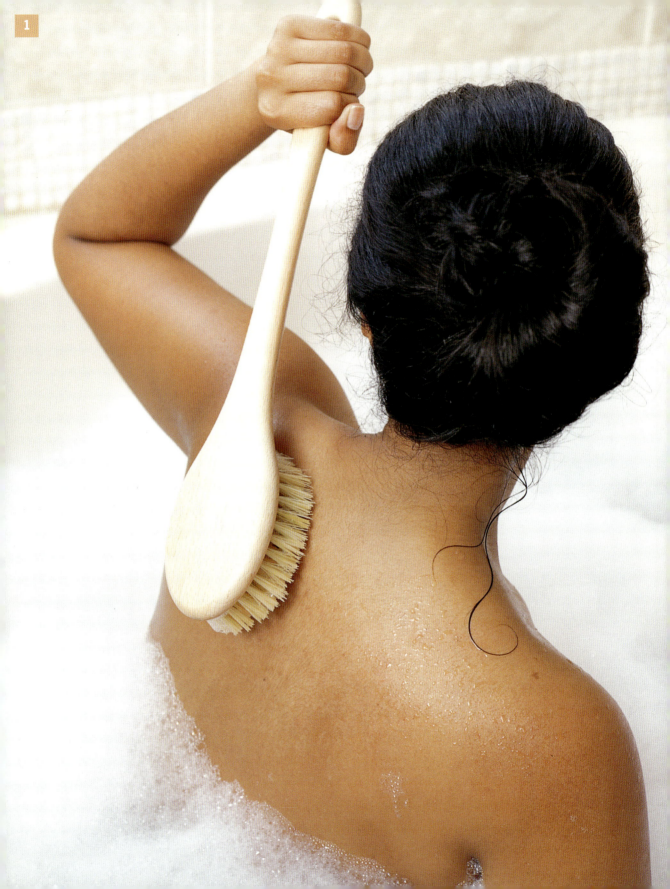

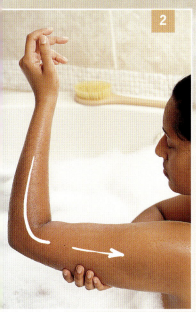

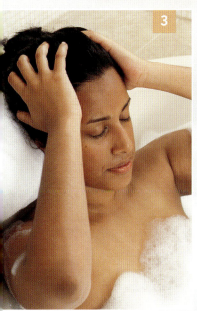

Den Tag beenden

Verwenden Sie Ihr Lieblingsbadesalz und ätherische Öle, versinken Sie in der Badewanne und wenden Sie folgende beruhigenden Massagegriffe an:

1 Bürsten des Rückens

Trockenes (oder nasses) Bürsten der Haut ist eine der besten Wege, um Giftstoffe durch das Lymphgefäßsystem unter der Hautoberfläche zu transportieren. Bürsten Sie mit leichtem Druck den Rücken hinauf und hinunter. Dann bürsten Sie über Arme und Beine, aber nur von unten nach oben (massieren Sie die Lymphflüssigkeiten immer zum Herzen hin).

2 Über die Arme gleiten

Um überanstrengte Arme zu massieren, drehen Sie eine Handfläche nach oben, umfassen mit der anderen Hand das Handgelenk und gleiten mit festem Druck zum Ellbogen hinauf. Wiederholen Sie diesen Vorgang mehrmals mit immer stärkerem Druck.

3 Kopfhautmassage

Waschen Sie den Tag aus Ihrem Haar, indem Sie die Kopfhaut reiben. Beschreiben Sie mit den Fingerspitzen unter kräftigem Druck Kreise und verwenden Sie die Fingernägel, um die Muskulatur zu lockern und die Energiemeridiane zu stimulieren. Sie können diese Massage auch auf trockener Kopfhaut durchführen.

Geben Sie einen Esslöffel Bade- oder Massageöl sowie 5 bis 15 Tropfen Ihres bevorzugten ätherischen Öls ins Wasser. Sandelholz wirkt angeblich beruhigend, hilft gegen Depressionen und löst Verspannungen; Ylang-Ylang wirkt krampflösend, vermindert Ängste und hilft gegen Schlaflosigkeit; Jasmin hebt die Stimmung (und ist ein Aphrodisiakum); Lavendel wirkt ausgleichend und beruhigt überspannte Nerven; Rosenöl regt die Geister an und Patchouli hilft Ihnen, sich sinnlich und geerdet zu fühlen.

Abschalten

Träumen

Im heilsamen Schlaf legt sich der während des Tages aufgewirbelte Staub, der Körper regeneriert sich selbst und die Träume reinigen den Geist. Wenn Sie keinen Schlaf finden, verschreiben Sie sich der beruhigenden Wirkung einer Massage. Sie können Ihren Geist alleine oder mit einem Partner besänftigen und den Schlaf mit einer liebevollen Berührung begrüßen.

Positive Effekte

- Fördert einen erholsamen Schlaf
- Besänftigt Körper und Geist
- Hilft Ihnen, Sorgen zu vergessen

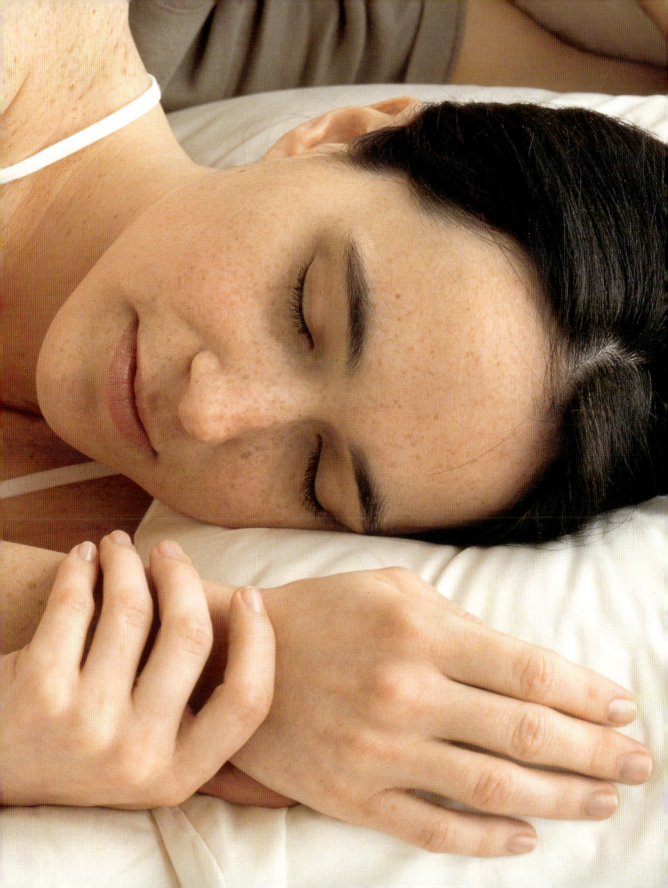

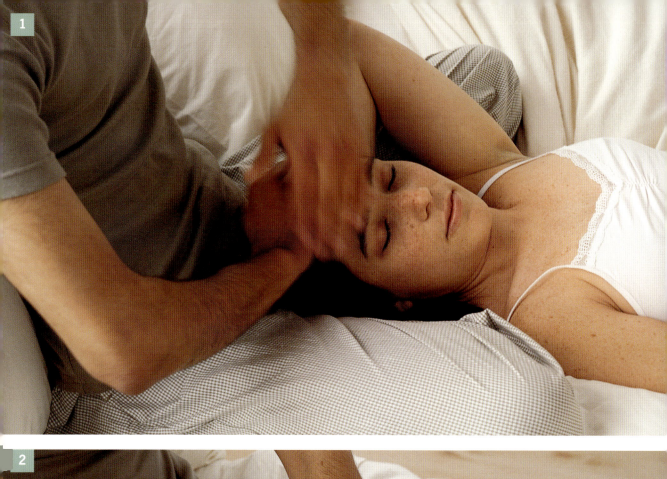

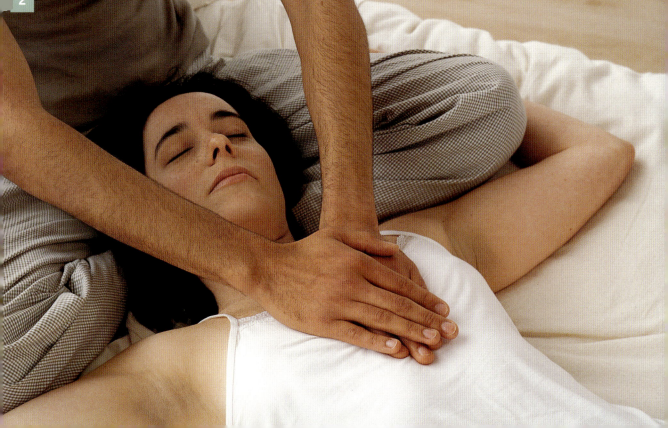

Süße Träume

Die sanfte Berührung eines Partners zur Schlafenszeit kann Wunder wirken. Diese einfachen Griffe werden Sie beruhigen – Sie werden schlafen wie ein Baby.

1 Über die Stirn streichen
Der simple Akt des Zurückstreichens der Haare hat jahrhundertelang Millionen von Kindern beruhigt und einschlafen lassen. Fernöstliche Heilmasseure glauben, dass dadurch um den Kopf herum aufgestaute Energie freigesetzt wird. Streichen Sie sanft über die Stirn Ihres Partners und bürsten Sie mit den Händen abwechselnd über das Haar.

2 Herzgriff
Machen Sie sich eine weltweit bekannte Heiltechnik zunutze und verströmen Sie durch Ihre Hände Liebe. Legen Sie die Hände auf das Herz Ihres Partners und heben und senken Sie sie fünf Atemzüge lang.

3 Die Arme schwenken
Einfaches, sanftes Schwenken der Arme kann äußerst entspannend sein. Man bekommt dabei ein Gefühl dafür, wo sich Verspannungen befinden. Halten Sie den Arm Ihres Partners locker, heben Sie ihn und schwenken Sie ihn von einer Seite zur anderen. Verändern Sie die Geschwindigkeit und schwenken Sie etwa eine Minute lang weiter.

4 Kratzen des Rückens
Rückenkratzen wirkt auch sehr besänftigend, denn die Nerven unter der Hautoberfläche lieben diese Art der Stimulation. Bearbeiten Sie den gesamten Rückenbereich je nach Wunsch sanft oder kräftig.

5 Wiegen
Schmiegen Sie sich an den Rücken Ihres Partners, legen Sie eine Hand auf den Bauch zwischen Nabel und Unterleib und wiegen Sie Ihre beiden Körper sanft vor und zurück. Das fühlt sich nicht nur angenehm an, sondern erzeugt eine tiefe und friedliche Verbundenheit.

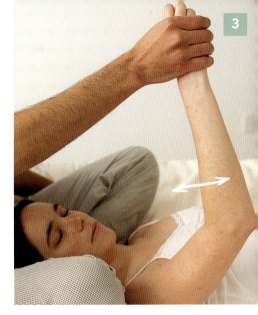
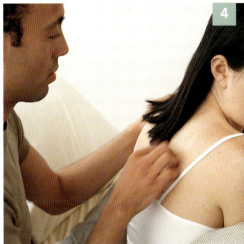
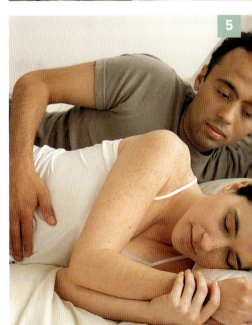

Einschlafen

Wenn Sie sich zu aufgedreht fühlen, um einschlafen zu können, wenden Sie diese einfachen Tipps an, um Körper und Geist zu beruhigen (bei chronischen Schlafstörungen sollten Sie einen Spezialisten aufsuchen.)

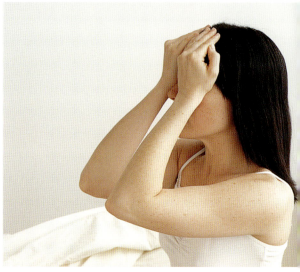

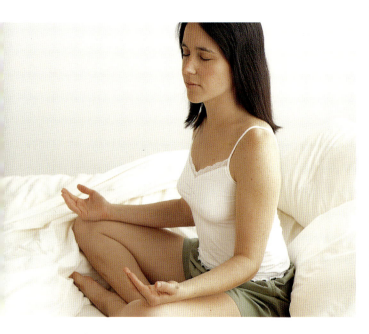

1 Ruhestellung
Sie können Körper und Geist beruhigen, indem Sie diese klassische Meditationsposition einnehmen und die Ereignisse des Tages Revue passieren lassen. Lassen Sie die Gedanken einige Minuten lang durch den Kopf streichen, lassen Sie sie dann los und reinigen Sie Ihren Geist.

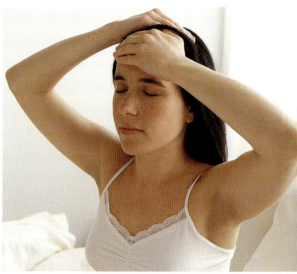

2 Augen
Wir denken selten daran, dass unsere Augen Stress ausgesetzt sind. Reiben Sie die Hände aneinander, bis sie warm sind, legen Sie die Handballen auf die geschlossenen Augen und atmen Sie tief durch.

3 Über die Stirn streichen
Streichbewegungen über die Stirn setzen angestaute Energien frei. Schließen Sie die Augen, beginnen Sie bei den Brauen und streichen Sie abwechselnd mit beiden Händen über die Stirn und durch das Haar.

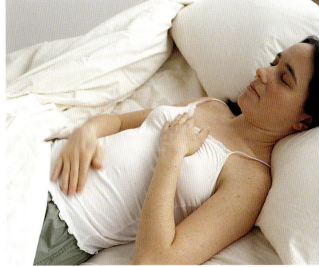

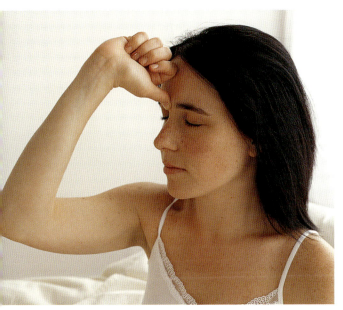

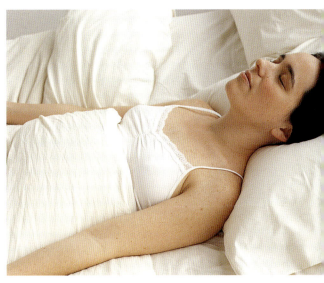

4 Shiatsu-Druck

Drücken Sie sanft auf den Akupressurpunkt zwischen Augenbrauen und Nasenwurzel, um das Zentralnervensystem zu beruhigen. Halten Sie den Druck drei volle, tiefe Atemzüge lang aufrecht, entspannen Sie sich und lassen Sie die stressigen Gedanken los.

5 Bauchatmung

Tiefes Atmen kann einen Zustand der Ruhe hervorrufen. Liegen Sie mit gebeugten Knien, legen Sie die rechte Hand auf den Bauch und die linke auf die Brust. Atmen Sie tief ein und aus.

6 Toter Mann

Liegen Sie in dieser Yoga-Position: Beine ausgestreckt und leicht gespreizt, die Zehen zeigen nach außen, die Arme neben dem Körper. Schließen Sie die Augen und konzentrieren Sie sich auf Ihren Körper.

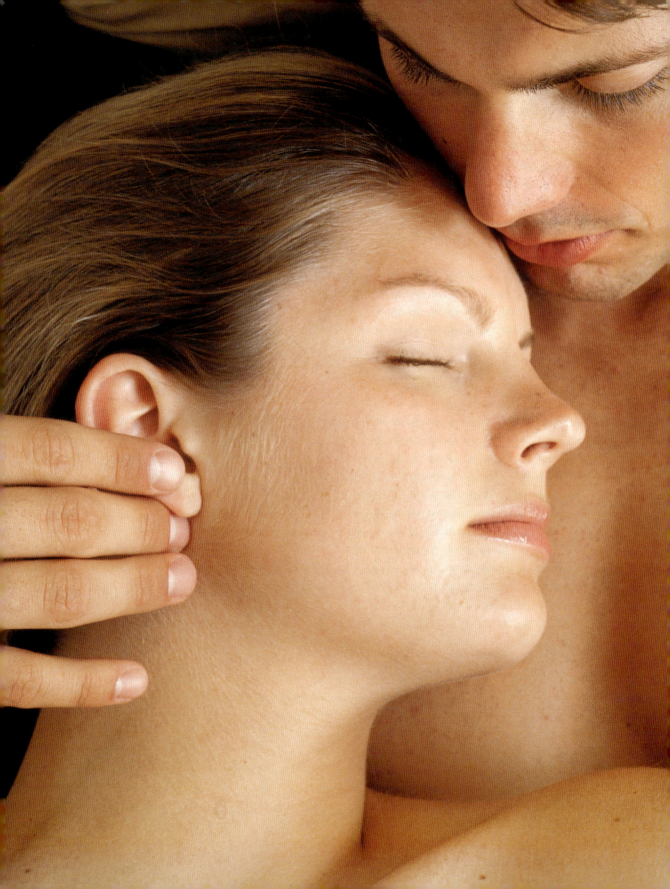

Verführen

Wenn es gilt, die Flammen der Leidenschaft zu entzünden, kann eine sinnliche Massage das Verlangen wecken. Erforschen, erregen, verführen Sie. Berühren Sie einander wie frisch Verliebte. Begeben Sie sich auf geheime Pfade und fühlen Sie, wie das Herz Ihres Partners immer schneller schlägt und der Puls rast. Streicheln Sie einander, verbinden Sie Lust, Liebe und Leidenschaft und versuchen Sie etwas Neues.

Positive Effekte

- ▶ Stimuliert die erogenen Zonen
- ▶ Verstärkt die Intimität
- ▶ Bringt Sie in Liebesstimmung

Sinnliche Massage

Eine sinnliche Massage besteht aus sanftem Streichen über sensible Zonen. Machen Sie es sich bequem, stellen Sie sich auf Ihren Partner ein und entfachen Sie das Feuer.

1 Bauch und Brustbein
Beginnen Sie unterhalb des Nabels und ziehen Sie die Fingerspitzen sanft über den Bauch, an der Oberseite des Hüftknochens entlang und von der Taille zum Nabel, umkreisen Sie ihn einige Male, wandern Sie weiter zum oberen Ende des Brustbeins und nach außen zu den Schultern.

2 Über das Handgelenk streichen
Fahren Sie mit federleichten Strichen der Fingerspitzen über das Handgelenk Ihres Partners, wandern Sie über die Handfläche und jeden Finger bis zur Spitze und kehren Sie zum Handgelenk zurück.

3 Über das Gesicht streichen
Streichen Sie über die Stirn nach außen. Beginnen Sie zwischen den Augenbrauen, kreisen Sie über die Wangenknochen und hinauf zur Nasenwurzel und lassen Sie die Finger über die Lippen gleiten.

4 Über die Arme streichen
Streicheln Sie mit sanften Händen die weiche Haut an der Innenseite der Arme, des Ellbogens und des Unterarms Ihres Partners. Kreisen Sie mit den Fingerspitzen und Nägeln um empfindliche Stellen.

Erotische Düfte

Verbinden Sie sinnliche Berührung mit anregender Aromatherapie:
- Stecken Sie ein mit Patchouli durchtränktes Taschentuch ein.
- Bestäuben Sie Bettlaken mit Rosenduft oder fügen Sie beim Waschen einige Tropfen Jasmin hinzu.
- Stecken Sie ein Wattebäuschchen mit Ylang-Ylang-Öl in den Kissenbezug.
- Geben Sie 5 Tropfen Neroliöl in eine Schüssel mit Wasser und stellen Sie sie auf den Heizkörper.
- Zünden Sie Duftkerzen an, um eine romantische Stimmung zu schaffen.

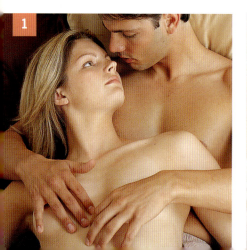
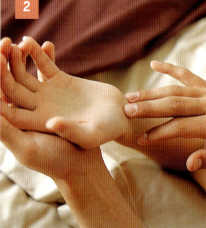
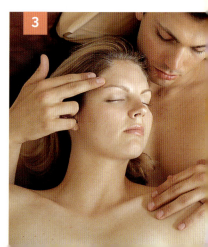

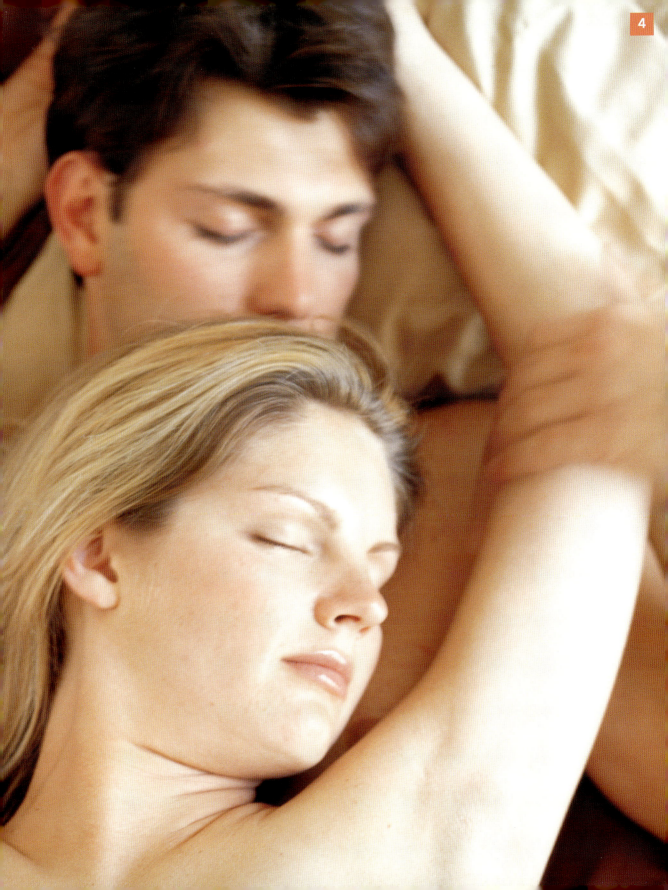

Mehr entdecken

Wenden Sie folgende Massagetechniken an, um bei Ihnen und Ihrem geliebten Partner die Sinnlichkeit zu erwecken. Die Macht der Berührung kann für Sie beide zu einem völlig neuen Vergnügen werden.

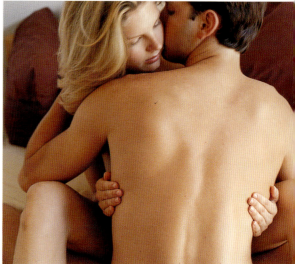

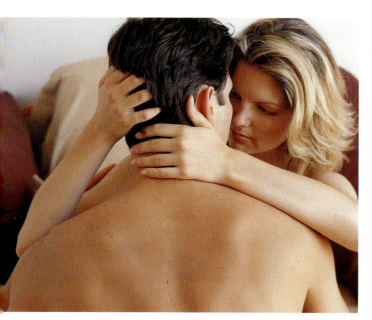

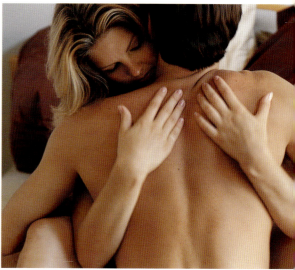

1 Kopfhautmassage
Kratzen Sie mit den Fingernägeln sanft über die gesamte Kopfhaut Ihres Partners und experimentieren Sie dabei mit dem Druck und unterschiedlichen Bewegungen. Verwöhnen Sie ihn mit kleinen Kreisbewegungen, dann wechseln Sie über zu gefühlvollen, kratzenden Streichbewegungen. Achten Sie darauf, was Ihr Partner mag, und geben Sie ihm mehr davon.

2 Über die Seiten streichen
Gleiten Sie mit den Händen an den Seiten Ihres Partners hinauf und hinab. Beginnen Sie beim Hüftknochen, streicheln Sie Hüften, Taille und Rippen sowie die Rückseite der Arme.

3 Über den Rücken streichen
Verzaubern Sie Ihren Partner mit verschiedenen Techniken, von sanftem Kratzen bis zu sinnlichem Streicheln. Gleiten Sie mit langen, sanften Bewegungen vom Nacken über den Rücken bis zum Po.

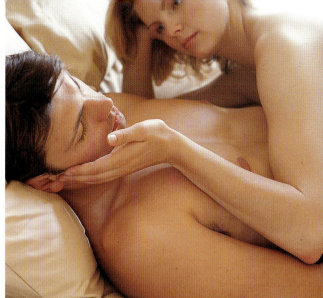

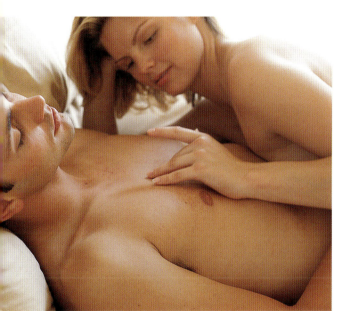

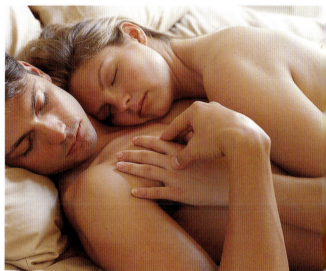

4 Brustliebkosung

Legen Sie sich auf Ihren Partner, legen Sie die Hand auf die Mitte der Brust, atmen Sie synchron und fühlen Sie seinen Herzschlag. Dann streicheln Sie Brust und Bauch, indem Sie die Kurven mit den Fingernägeln nachziehen, um sensible Punkte zu erkunden. Lassen Sie Ihrer Fantasie freien Lauf!

5 Nacken und Gesicht

Quälen Sie Ihren Geliebten mit sanftem Streicheln über Nacken und Gesicht. Liebkosen Sie seinen Hals mit den Fingerspitzen vom Schlüsselbein zum Kinn, wandern Sie hinauf zu den Wangenknochen und ziehen Sie die Umrisse seiner Ohren nach.

6 Der ganze Körper

Gleiten Sie an seinem Körper entlang, bringen Sie die Atmung in Gleichklang, konzentrieren Sie sich auf die Empfindungen und streicheln Sie weiter.

Register

A, B

Ätherische Öle (siehe *Aromatherapie*)
Akupressur 16, 68, 105
Arme 21, 34, 36, 51, 65, 72, 90, 91, 99, 103, 108
Aromatherapie
  Duftlampe 72
  für Bäder 99
  für die Beine 54
  für die Romantik 108
  für die Schultern 34
  gegen Menstruations-
    beschwerden 94
  gegen Stress 76
  Massageöle 10, 13, 54, 62
Atmen 45, 46, 82, 105
Augen 72, 78, 104
Bäder 97, 99
Bauch 21, 85, 105, 108
Beine 53, 54, 64, 82
  Kniesehnen 43, 89, 54, 94
  Massageöle 54
  Oberschenkel 54, 64, 82, 89
  Schienbeine 54
  Waden 54, 89
Berührung 9
Bizeps 90
Brust 46, 65, 82, 84, 111
Brustbein 46, 108
Brüste 94
Bürsten 99

C, D

Chinesische Medizin 21, 72, 79
Dehnübungen
  Brustkorb 82
  Katzenbuckel 42
  Kniesehnen 43
  Nacken 31
  Seitenmuskulatur, 42, 46, 110
Direkter Druck 16
Druckmassage, 82, 89, 90

E, F, G

Energie 71, 72
Energiegriffe 17
  Herz 103
  Kopfschmerzen 85
  Menstruations-
    beschwerden 94
  Rücken 41, 62
  Wiegen 103
Entgiftung 13, 67, 68
Finger 21, 79
Füße 57, 59, 64, 76, 79, 82
Gesicht 23, 24, 72, 76, 108, 111
Gesäß 43, 62
Gesäßmuskulatur 43, 62
Gleiten 14–15

H, I, J

Handgelenke 51, 108
Hände 21, 48, 51, 65, 76, 79
Haut 99
Herzgriff 103

K, L, M

Kater 67, 68
Katzenbuckel 42
Kiefer 72
Kinn 24, 72
Kneten 15
Knie 54, 94
Kniesehnen 43, 89
Kopf 68, 72, 76, 85 (siehe auch *Gesicht, Stirn* und *Kopfhaut*)
Kopfhaut, 28, 68, 99, 110
Kratzen 103, 110
Krämpfe 93, 94
Kreisbewegungen 41
Lächeln 72
Massagegriffe 14–17
Massageöle 10, 13, 54, 62
Meditation 104
Menstruation 93, 94

N, O, P

Nacken 27, 28, 30, 31, 78, 84, 111
Nase 78
Nieren, 68, 72
Oberarme, 91
Oberschenkel 54, 64, 82, 89
Ohren 21, 79
Prämenstruelles Syndrom (PMS) 93, 94

Q, R, S

Quadrizeps 89
Reiben quer zum Faserverlauf 17
Reflexzonen
  Fuß 59
  Hand 21, 51
  Ohr 79
Reflexzonenkunde 51, 59
Reisen 81, 82, 84–85
Rücken 39, 41, 42, 62, 94, 103, 110
Ruhestellung 104
Schädel 68
Schienbein 54
Schlaf 100, 103, 104–105
Schläfen 24
Schlaflosigkeit 100, 103, 104–105
Schmerzen 10, 17, 41, 91
Schultern 28, 32, 34, 36–37, 41, 62, 84
Sicherheit 10, 13
Sinnliche Massage 13, 107, 108, 110–111
Sportmassage 86, 89, 90–91
Stirn 24, 103, 104
Streckmuskeln 30
Stress 27, 28, 74, 76, 78–79 (siehe auch *Verspannungen*)
Schwellungen 51, 54, 94

T, U, V

Verspannungen (siehe auch *Stress*)
  Bäder 99
  im Nacken 27, 28
  in den Augen, 104
  in den Schultern 32, 36–37
  in der Brust 46
Taille 94
Toter Mann 105
Trizeps 90
Unterarme 91

W, Y, Z

Waden 54, 89
Wangenknochen 24
Wiegen 103
Wirbelsäule 41
Yoga 105
Zehen 59
Zonen 51, 59

Dank

Wir möchten folgenden Personen für ihre großzügige Unterstützung bei der Erstellung dieses Buchs danken: John Robbins, Fotografien: Umschlagvorderseite, auf den Seiten 6 (linke untere Ecke), 10, 12, 13, 52, Klappe vorne (Mitte und unten), Klappe hinten (Mitte und unten), Umschlagrückseite (oben und Mitte); Joanna Brown, Jane Burley und Tracey Edwards von The Body Shop International; Peter Cieply, Herausgeber, und Susan Koenig, Beraterin für die Hardcoverausgabe; den Grafikassistentinnen Lisa Milestone und Jackie Mancuso; Gail Nelson-Bonebrake und Kate Washington für die redaktionelle Unterstützung; Tom Hassett, Cynthia Rubin und Renée Myers fürs Korrekturlesen; Ken DellaPenta für das Register; Virginia McLean für die Recherche; den Visagisten Christine Lucignano/Koko Represents; den Bildassistent(inn)en Jessica Giblin, April Keener und Doug Muise; den Models David Andrade, Carla Caballero, Xavier Castellanos, Josh Ceazan, Samuel Celestine, Rebecca Chang, Margaret Cobbs, Sarah Coleman, Michele Crim, Joey Deleo, Ivola Demange, Jennifer "Lexi" Durst, Michelle Gagnon, Jessie Geevarghese, Devon Gill, Rebecca Handler, Todd Maderis, Jared Meyer, Lulu Monti, Ryan Mortensen, Mia Parler, Carmen Peirano, Patricia Quesada, Ellen Rhee, Monica Roseberry, Rachel Ruperto, Michael Schindele, Bridget Sullivan, Cynthia R. Wren, Crystal Wright und Lake Ziwa-Rodriguez; Erin Quon, der die Räume für die Fotosessions zur Verfügung gestellt hat.